上海高校心理健康教育与咨询示范中心（上海中医药大学）
2020年度上海市市级项目：本土心理健康教育与咨询工作研究与实践

育"心"

中医心理八法

主编：朱惠蓉 成 琳

澄心息虑系列丛书

上海交通大学出版社
SHANGHAI JIAO TONG UNIVERSITY PRESS

内容提要

    在中国传统医学中蕴含着丰富且系统的调心、养心、疗心的思想、理论和技术。本书编者汇集了多位中医学专家,从《黄帝内经》中的身心观及育心方法展开,运用正念育心、食疗育心、睡眠育心等 8 个方法,挖掘传统医学经典著作中的育人、育心智慧,推动高校本土心理健康教育与咨询的发展,对现代心身问题提出建议。

    本书立足传统医学,茹古涵今,闳中肆外,对中西医临床工作者、心理治疗师、心理咨询师和中医心理研究者、爱好者都有启发和借鉴作用。

图书在版编目(CIP)数据

    育"心":中医心理八法/朱惠蓉,成琳主编. —
上海:上海交通大学出版社,2021.11
    ISBN 978 - 7 - 313 - 25064 - 3

    Ⅰ.①育… Ⅱ.①朱…②成… Ⅲ.①中医学-医学
心理学 Ⅳ.①R229

    中国版本图书馆 CIP 数据核字(2021)第 118334 号

育"心"——中医心理八法
YU XIN——ZHONGYI XINLI BA FA

主　　编:朱惠蓉　成　琳
出版发行:上海交通大学出版社　　　　　　　地　　址:上海市番禺路 951 号
邮政编码:200030　　　　　　　　　　　　　电　　话:021 - 64071208
印　　制:常熟市文化印刷有限公司　　　　　经　　销:全国新华书店
开　　本:710mm×1000mm　1/16　　　　　印　　张:11.5
字　　数:194 千字
版　　次:2021 年 11 月第 1 版　　　　　　　印　　次:2021 年 11 月第 1 次印刷
书　　号:ISBN 978 - 7 - 313 - 25064 - 3
定　　价:48.00 元

序

　　三年弹指一挥间,上海中医药大学的"澄心息虑"丛书第二本即将问世了。第一本《谈"心"——中医名家十讲》组织了国内多位知名中医心理专家,尝试从中华民族文化土壤中挖掘中国人的生命意义和价值取向,最后提炼出"中医心理十讲",出版三年来广受读者好评。编委会在当年就有设想,要持续整理中医心理学中较为成熟的理论和技术,以维护和改善国人的心理健康。实际上,多年来,上海中医药大学一直在进行这样的实践。如今,上海中医药大学又一次汇集专家力量,提出"中医心理八法",我倍感欣慰。

　　在临床上诊治肿瘤患者时,我们发现融汇中西医学优势、结合东西方经验,构建"道、法、术、理"完备的学术体系是一条可资借鉴的路径,也许这条路径在心理学领域依旧适用。于是,朱惠蓉教授带领着上海中医药大学的众多专家学者,联合全国相关力量,进行了这方面的研究和探索。如果把第一本《谈"心"——中医名家十讲》理解为偏重"道"和"法"的话,那这本《育"心"——中医心理八法》则更侧重于"术"和"理"。

　　中医学是在长期的医疗实践基础上,深受"易学""道学""儒学"等中华文明核心文化的影响,通过与传统文化的不断交融互促,最终形成了以"天人合一""以人为本""形神一体""治未病"等为核心特征的,具有独特生命观、健康观和防治观的医学体系。其以实践为基本特征,兼具自然科学和社会科学的双重特征,具有独特的生命观和疾病防治观,以类比推理的"象"思维为主要思辨模式,在整体观指导下对患"病"之人的形、气、神进行系统分析,实施辨证论治的个体化治疗。

　　中医学强调形神同治，认为患者的心理情志和躯体症状同等重要，临证时需对疾病的发生、发展、愈后和转归过程中的身心关系仔细体察。临床上，癌症患者从怀疑诊断的"惊恐"，到明确诊断的"悲凉"，再到接受治疗的"无奈"，以及接受治疗后对疗效的"忧虑"和对复发转移的"担心"等不同反应，经历了巨大的心理变化，表现为中医七情之恐、悲、忧、惊和相互混杂等情志失常。《内经》言："余知百病生于气也。"气机失调是疾病发生的基本病机。情志不畅，肝气失于条达，影响气机的升、降、出、入，扰于神者，见心神不宁、焦虑抑郁；损于形者，则见血瘀、痰湿等有形之邪滞而不通凝结成块。正如《金匮钩玄》中言："郁者，结聚而不得发越也，当升者不得升，当降者不得降，当变化者不得变化，故传化失常而郁病作矣。"因此，气机障碍可以说是癌症的基本病理过程之一。多原发恶性肿瘤患者，在原有气机不畅的基础上，再次或多次经历情志失常的过程，多郁而生积，气血津液运行不利，脏腑功能失调，最后至"忧患不止，精气弛坏，荣泣卫除，故神去之而病不愈也"。"扶正治癌"有别于一般所谓之"补法"，其所扶之"正"并非单纯的气、血、阴、阳，也包括脏腑功能的协调及气血阴阳之平衡。基于正气虚损、气机不畅的病因、病机，多原发恶性肿瘤患者极易出现恐慌、恐惧、抑郁、焦虑等心理应激反应，导致抗病能力下降，并出现一系列相似症状，这都是因为气机运行失调，神机失和。及时调神有助于扶助正气，是中医药在防治肿瘤中的独特优势。《灵兰要览》云："治积之法，理气为先"。因此，在治疗多原发恶性肿瘤的过程中，应贯穿条畅气机的理论，以扶正祛邪、疏肝调神为要。

　　中国传统优秀文化中蕴含着独特的有关生命、健康、疾病的观点，上海中医药大学诸名师、教授在中医心理学教育中不断探索尝试。朱惠蓉教授也是一名中医肿瘤科医生，从事临床工作数十载，她结合中医学临床和学生工作中的诸多经验，在心理健康教育领域不断思考，联合专家、组织队伍不断探索。在她的指导下，上海中医药大学从中医角度对当代大学生心理健康改善进行了尝试，可谓是一件传承中华文明精华、丰富世界心理体系的好事。上海中医药大学终身教授、《黄帝内经》专家王庆其老师有着深厚的家学渊源，接受过中医传统的"师承"教育，又在现代大学制度下接受过系统的中医学教育，多年来，一直在探索中医学和心理学的结合，可谓"为学、为人、为师、为医"的楷模。《健康中国行动（2019—2030年）》里，"心理健康促进行动"要求推广中医心理调摄特色技术方法在临床诊疗中的应用，可以说,上海中医药大学这些年的努力和尝试不但有意义,而且有成果;不仅有益于学生心理健康,也有利于中医、中药发展。

愿本书能够成为中医学者,心理学者,学生工作者和所有关心大学生、关心祖国下一代心理健康的有识之士的读本。本书所介绍的中医心理方法在中医院校实践较多,望本书的出版,能让更多专业学者了解中国人自己调适身心的方法,以期让更多学生亲身体验到"身心合一"的意境,由此生发对中华民族优秀传统文化的热爱。感谢上海中医药大学勇挑重任,我坚信他们建构的中医心理研究平台,必将为中国心理学弘扬与发展做出更大的贡献。

是为序。

刘嘉湘

2021 年 6 月

> **刘嘉湘,** 国医大师、上海中医药大学附属龙华医院主任医师、终身教授,肿瘤科创科主任,国家中医临床基地(恶性肿瘤)首席专家,享受国务院政府特殊津贴专家,也是我国中医肿瘤学科创始人。

前　言

　　中国文化浩若烟海，心理思想源远流长。燕国材曾在其《中国心理学史》中将杜甫《绝句》"窗含西岭千秋雪，门泊东吴万里船"改作"熔融西岭千秋雪，灌溉东吴万亩田"，比喻交融中西方心理学思想，可更好服务广大中国人民，此句在此亦可通用。中医药理论和诊疗技术是祖先留给中国人的宝贵财富，选取洽和大学生群体的有关理论和方法应用于高校，此"千秋雪"应可灌溉高校心理工作之"万亩田"。

　　近几年，我国的心理健康工作在政府引导下，在社会和学校的共同努力下蓬勃发展。2019 年 6 月，国务院印发《国务院关于实施健康中国行动的意见》和《健康中国行动（2019—2030 年）》，围绕疾病预防和健康促进两大核心，提出将开展 15 项重大专项行动，其中之一便是心理健康促进行动。心理健康促进行动的目标包括：到 2022 年和 2030 年，居民心理健康素养水平分别提升到 20% 和 30%；失眠现患率、焦虑障碍患病率、抑郁症患病率上升趋势减缓；建立精神卫生医疗机构、社区康复机构及社会组织、家庭相互衔接的精神障碍社区康复服务体系，建立和完善心理健康教育、心理热线服务、心理评估、心理咨询、心理治疗等衔接合作的心理危机干预和心理援助服务模式等。2021 年 7 月，教育部办公厅发布《关于加强学生心理健康管理工作的通知》（教思政厅函〔2021〕10 号，下简称《通知》），《通知》提出为进一步提高学生心理健康工作的针对性和有效性，切实加强专业支撑和科学管理，着力提升学生心理健康素养。

　　这些文件的出台，是为了倡导全社会关注、支持心理健康促进工作。中国本土的身心整合源远流长且资源丰富，中医尤其如此。我校国医大师裘沛然先生提出的"澄心息虑"理念为身心整合提出了重要的指导方向。裘沛然先生认为,"全神,不是全神贯注的意思,而是努力使自己的精神完美无缺,它的最高境界是运用各种修心养性的方法,使自己的心态保持宁静淡泊,达到至善至美,也就是要澄心息虑。"

新冠肺炎疫情发生后,受疫情影响,一部分人出现心理行为问题。我们继《谈"心"——中医名家十讲》后,一直在考虑就身心整合的方法出一本著作。于是,《育"心"——中医心理八法》应运而生。

我们希望《育"心"——中医心理八法》这本书能从三个方面探索中国本土身心整合的方法:首先,除了心理咨询和求医问药以外,为患者的心理问题提供更多的预防保健和解决思路;其次,除了对于心理咨询的依赖,探讨能否通过自我察觉、自我调整来解决自己的问题;最后,对于心理障碍问题,探索是否可以通过身心整合,开发生命更大的潜能,从而提升生命的品质。所以,这本书,希望从身心层面提供预防保健方法,让不能正确认识身心问题、找不到解决身心问题或者治而不愈的人有路可行、有"法"可依。让大家学会自我谈"心"、育"心"和健"心"。

大学生理解力和学习力强,又正值价值观塑造期,以植根于中国传统文化、结合中医和西方心理学的本土心理方法对其进行心理健康教育和咨询,一方面能解决其现实切身的身心困扰,另一方面,从价值观上夯实了其认同中国传统文化的信念。相信若能结合现有的高校心理工作理论和方法,以学生需求为导向,从学生基本情况出发,以改善学生心理状况的实践效果为落脚点,不仅是中医方法,其他传统学科中的诸多理论和方法也都将有着广阔的运用前景,深深扎根于中国传统文化的高校心理工作也将焕发出新的生命力。

在这本书里,上海中医药大学终身教授、上海市名中医王庆其教授介绍了《黄帝内经》中的身心观及育心方法,中华医学会理事兼心身医学分会前任主委、上海中医药大学何裕民教授提出了正念育心的独特见解,973首席科学家、国家杰出青年基金获得者、中国推拿学第一位博士房敏教授介绍了推拿育心的内容,中国药膳协会理事、上海中医药大学文小平教授提出了食疗育心的理解与应用,上海中医药大学的李洁教授、李兆健教授、吴志坤教授分别从太极、睡眠、运动方面提出中医心理的应用。这本书还邀请了产业中心的郑晓红老师阐述芳香育心疗法以及上海音乐学院于清老师从音乐方面介绍育心方法。就如《谈"心"——中医名家十讲》一样,这些专家不仅是临床上治病救人的名医,亦是教学上言传身教的名师,他们不仅有宽阔的理论视野、严谨的治学态度,更有深厚的文化底蕴,更重要的是,他们对心理、对中医、更对优秀的中国传统文化有着深深的热爱。

正如《中国心理学史》序言所言,"凡我炎黄子孙,在研究心理学时,都不应数典忘祖,崇洋轻中",切不可再"蜂蝶纷纷过墙去,却疑春色在邻家",应奋发图强,在整理和总结老祖宗给我们留下的宝贵遗产后,发展能应用于当代大学生,助力大学生全面素质的提高的方法,总结经验,推广和发扬,若能以中国传统理论为基础,生发和阐释高校学生心理健康教育和咨询,发展本土心理教育、测量和咨询,才是真正内源性的本土心理健康教育。如此,才能"与我连绵未断地独立于世界民族之林的中华民族"相称,为人类社会创造福祉。

在教育部、上海市教委的殷切关怀下,在上海交通大学出版社的鼎力支持下,本书即将付梓,在整理过程中,我们受到多方面专家、领导的指导和关爱,在此致以诚挚的感谢。中医心理育心之法是一个比较新的领域,如有不足之处,恳请各位同道专家、临床工作者、心理工作者和广大读者批评指正。

朱惠蓉

2021 年 10 月

目　录

第一章

《黄帝内经》中的身心观及育心方法

撰稿人◎王庆其

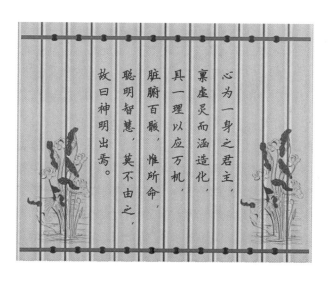

心为一身之君主，
禀虚灵而涵造化，
其一理以应万机，
脏腑百骸，惟所命，
聪明智慧，莫不由之，
故曰神明出焉。

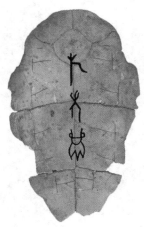

身心观

撰稿人介绍

　　王庆其，上海中医药大学终身教授，博士生导师，博士后合作导师。《黄帝内经》国际研究院院长，国务院"政府特殊津贴"获得者，上海市名中医，国家中医药管理局第五、六批名老中医药专家学术经验传承导师，《辞海》中医学科主编。

　　从事中医内科临床工作50余年，从事《黄帝内经》教学研究工作40余年。主要研究方向：《黄帝内经》文化价值及临床应用研究，中医药治疗脾胃病及心身疾病的临床研究。

随着时代的进步、社会的发展,人类的疾病谱也在不断地发生变化。在当今世界,快速的节奏、剧烈的竞争、复杂的人际关系和各种利益的驱使和诱惑,给人类带来了空前的心理压力和社会适应问题,由此而引发的各种心身疾病逐渐增多。于是,一门主要从精神和躯体的相互关系(即心身相关)的立场来研究人类健康和疾病的基本规律和防治方法的新兴学科——心身医学,应运而生。心身医学体系自确立至今,虽然不过 60 年,但在国际上发展迅速,被公认为近代医学前沿学科之一,具有广阔的发展前景。

其实,在先秦时期就有情志致病的记载,如《管子·内业》:"忧郁生疾,疾困乃死。"《黄帝内经》(以下简称《内经》)不仅提出"喜怒不节"能致病,而且在"形神合一"的思想指导下对心身相关理论进行了深入的阐述,还提出了祝由、开导劝慰、情志相胜等精神治疗的方法,养生中始终把养神置于首位。这些论述对后世医学的发展影响深远。

一、心身医学的概念

"心身"一词,是由 Heinroth(1818 年)首先使用;"心身医学"则是由 Deutsch (1922 年)提出;而"心身疾病"的概念出现更晚些,是由 Halliday(1943 年)特别是 Alexander(1950 年)大力提倡的。心身医学概念的形成,是基于众多学者在心理、躯体、社会文化,以及神经心理和心理生理等多方面研究的结晶。

人是一个有机的整体,精神和躯体(心和身)在这个统一的生命系统里共同起作用,影响着人体健康与疾病。心身医学就是研究精神与躯体相互关系的一个医学科学分支,它是专门研究由社会心理因素引起的躯体疾病的病因、病理、诊断以及防治的知识体系。它强调的是心身统一和心身相互作用,并运用医学的统一或整体观来研究健康与疾病。

心身医学是现代医学中一个重要的领域,而且越来越受到重视。现代心身医学是研究心理、社会和生物因素对健康和疾病的作用与相互作用的一门学科。它的主要任务是阐明这些因素在维持健康、促使疾病发生和病程演变中的作用,并研究特殊的生理变化对正常和异常心理功能的影响。心身问题既是一个古老的命题，又是一个要求人们不断深入探索，以期对人类自身的认识得以日趋完善的重大现实课题。心身医学是个"舶来语"，中医学术体系中并无对应之词，然而，与之相关的内容却十分丰富，《内经》集中体现了与心身相关的心身医学思想，对心身相关的观点、内容有着丰富的记载，对后世医学的发展影响深远。

二、《内经》对心身关系的基本认识

人的精神活动，《内经》以"神志""情志"作为概括，分为五神（神、魂、魄、意、志）和七情（喜、怒、忧、思、悲、恐、惊），包括现代心理学中的意识、感觉、认知、思维、情绪活动等。人的精神活动是以脏腑气血的功能活动为生理基础的，人的情志活动太过，超过了机体的耐受能力，就会导致脏腑气血功能的紊乱，甚至损伤脏腑组织。反之，脏腑气血的病变也可以影响人的情志活动。概括起来有以下三方面的基本认识：

1. 心身关系的理论基础："天地人"三才一体医学模式

《素问·宝命全形论》说："人以天地之气生，四时之法成。"人生活在天地之间、时空之内，人的生命活动不可避免地受到周围环境（自然环境和社会环境）的影响。《灵枢·岁露论》提出："人与天地相参也，与日月相应也。"因此，置人于自然、社会环境的变化中，以分析考虑其机能状态，结合环境变化的各种因素进行预防、诊断和治疗等一系列医学实践活动，是中医学的基本原则。《素问·至真要大论》说："天地之大纪，人神之通应也。"人的身心活动受到自然界变化的影响与制约，心身本身也具有适应自然变化的能力。《内经》发现社会环境对人的心身有着不可低估的影响，所以要求医生必须"上知天文，下知地理，中知人事"。《素问·气交变大论》所谓"人事"，泛指社会人际诸事，包括社会政治、经济文化以及人际关系等变化，均可涉及心身活动。"天地人"三才一体说不仅是古代哲学的重要命题，也是心身相关问题的理论基础。近代心身医学强调指出，人具有生物性和社会性的双重特征，人类疾病和健康是生物—心理—社会因素、机体内外环境相互作用的综合结果。这一观点与《内经》中"天地人"三才一体说相当吻合。

2. 心身关系的本质：形神合一

心身问题的本质就是形神关系，形神问题肇端于中国古代哲学，中医学的发展又使这一哲学命题得以充实和完善。形神合一论是《内经》中心身相关理论的核心和基本内容,是中医学心理与生理、精神与躯体关系最准确、最精辟的学说。这一理论长期有效地指导历代医学家的临床实践,是中医整体观的重要体现。重视心理现象与心身疾病的相关性及整体观念、辨证论治、形神合一,是中医学理论的主要特点。

形与神,即身与心、生理与心理的关系,这既是哲学的一个重要命题,也是中医学的一个根本问题。先秦哲学中就有形神合一的论述,《管子·内业》说"形全则神全",认为神是由形体产生的,形健神乃全;同时《管子·七观》又指出"百体从心",意谓人的形骸皆受心神的支配。形与神的关系,从哲学上讲是物质与运动的关系,世界上没有不运动的物质,也没有离开物质的运动;从医学上讲则是肉体与精神、心理与生理的关系。

《灵枢·天年》说:"血气已和,营卫已通,五藏已成,神气舍心,魂魄力毕具,乃成为人。"先有血气脏腑等形体,继具神气魂魄,形神合一才能成为一个有生命活力的人。《内经》认为,神附于形,形依于神,每个有生命活动的人,他的形态与神志、生理活动与心理活动,是相互依存、相互为用、密切联系、不可分割的统一体。"形"包括脏腑经络、气血津液等;"神"包括精神活动和脏腑生理功能。人的生命(神)本于父母两精(形)的结合,形神俱备乃成为人。人是形神相偕的统一体,神不能脱离形体而超然物外,形没有神的依附就徒存躯壳而已。《类经·针刺类》中指出,"形者神之体,神者形之用。无神则形不可活,无形则神无以生"。

高濂在《遵生八笺·延年却病笺》中也指出:"人之所生,神依于形,形依于气。气存则荣,气死则灭。形气相须,全在摄养。识使形无所依,神无所主,则致殂谢为命尽,岂知者哉。"

可见,形体离不开精神而存在,精神也离不开形体而存在。没有精神活动的形体和没有形体的精神活动都是不存在的。"形神相扶而得终始",故《素问·上古天真论》强调"形与神俱"才能"尽终其天年,度百岁乃去"。形神的和谐是健康的象征,形神的失调是疾病的标志。形神合一的观点是《内经》的生命观,也是心身统一论的主要理论基础。心身医学存在的价值和意义,就是对现代医学根深蒂固的心身分离观念和单纯生物医学模式的一种挑战,它促使人们用整体的医学观点,去认识生命、健康和疾病的本质。

《内经》认为,心理活动是以脏腑的机能活动为基础的,特定的心理活动的产生归于特定的脏腑。《素问·调经论》指出"心藏神,肺藏气,肝藏血,脾藏肉,肾藏志,而此成形,志意通达,内连骨髓,而成身形五藏",此即"五神藏说"。《素问·宣明五气》指出"心藏神,肺藏魄,肝藏魂,脾藏意,肾藏志,是谓五藏所藏",《灵枢·本神》亦指出"心藏神,脉舍神""肺藏气,气舍魄""肝藏血,血舍魂""脾藏营,营舍意""肾藏精,精舍志"。心、肺、肝、脾、肾、气、血、精、肉、骨髓、营卫、身形,都是人体生理活动的物质基础;神、魂、魄、意、志,是人的心理现象。只有具备了人的形体结构之后,才会产生"神、魂、魄、意、志"的精神心理活动。

心志喜,肺志忧,脾志思,肝志怒,肾志恐,此即五脏主五志说。这里并非将五脏直接作为心理活动的器官,而是提出了心理源于生理的观点。《素问·阴阳应象大论》说:"人有五藏化五气,以生喜怒悲忧恐。"说明神志的活动是以五脏精气作为物质基础,神、志活动是脏腑功能活动的一种表现。《内经》用神志概念概括了人的精神活动,精神活动是在全部生命机能的基础上产生出来的更高级的机能活动。《内经》在肯定脏腑气血决定人的心理活动的同时,强调精神活动反过来又对脏腑气血的机能发生重要影响。积极的精神活动可以起到调节脏腑气机的作用,如喜能使气血条达,营卫通利,心气舒畅;适度的怒,可使肝气疏泄条达。但剧烈或持久的精神刺激,也会影响气机活动,损伤脏腑,导致精神及躯体疾病。

3.《内经》心身观的特点:心总统形神功能

人类的生命活动有两大类,即生理性活动和心理性活动,而主导人体生理、心理活动的是心。《素问·灵兰秘典论》说:"心者君主之官,神明出焉。"《灵枢·口问》:"心者,五藏六腑之大主,精神之所舍也。"张介宾诠释得很清楚:"心为一身之君主,禀虚灵而涵造化,具一理以应万机,脏腑百骸,惟所命,聪明智慧,莫不由之,故曰神明出焉。"中医所说的"心",与现代解剖学中心的概念迥异,它包括"血脉之心"和"神明之心",并概括了脑的功能。心在整个人体心身活动中起到主宰作用,所谓"神明",是进行心理活动和统率全身生理机能的特殊能力。"故主明则下安""主不明则十二官危"(《素问·灵兰秘典论》)。中医将心作为调节心理、生理活动的最高统帅,又将心理、生理整合成统一的整体,充分体现了形神合一的思想。

三、心身相关疾病的发病机理

《内经》记载了不少由精神因素引起的疾病,但无"心身疾病"之说。何谓心身相关疾病,现代学术界颇有争议,目前还没有一个统一的说法。综合各家之言,概括起来说是心理因素起重要作用的躯体疾病。心身疾病又称为心理生理疾患,其判定一般应具备3个基本病理特征:①明确的器质性病理过程伴发的躯体症状;

②明确的心理因素作为重要的致病因素;③具有人格缺陷的易患素质。心身疾病必须与神经症或精神病相区别。如果用中医学术语来表述:所谓心身相关疾病,是指由精神情志因素所致的各种脏腑气血病变,属于"神伤形"的范畴(《心身医学概论·心身疾病的概念》)。心身相关疾病的发病机制是以上述心身相关原理为基本依据的。心身相关疾病的发病原因主要有社会心理因素和人格缺陷等易患素质两大方面。

心理因素是心身疾病的主要致病因素,没有心理因素的心身疾病是不存在的。《内经》将七情所伤作为内伤的主要致病因素,在正常情况下七情是不会致病的,《礼记·中庸》有云:"喜怒哀乐之未发谓之中,发而皆中节谓之和。"当七情过用、社会动荡变迁、境遇变异、生活中的意外事件、人际关系不和谐、紧张操劳、欲求未遂等诸方面,强烈而持久超过了人体自身调控能力时,就可能成为致病因素。而情志因素能否致病常与个体的体质、人格特点及调节耐受能力密切相关。个体的体质、人格特点往往决定了情志病变是否发生以及病变的类型和具体脏器。中医学认为生理活动与心理活动也是相互作用、相互制约的。一方面一个人精神状态的好坏,可以影响到生理功能的盛衰,另一方面,反过来形体的盛衰也可以直接影响到一个人的精神(心理)活动,所谓"形盛则神旺,形衰则神惫",如张仲景在《伤寒论》所讲"厥身已毙,神明受败"。在《内经》中就认为"得神者昌,失神者亡"(《素问·移精变气论》),"失神者死,得神者生"(《灵枢·天年》),"精神内伤,身必败亡"(《素问·疏五过论》)。一个人形体(生理)上患病以后,可以直接影响他的情感、意志、性格、思维、记忆和感知觉等心理活动。如《素问·藏气法时论》提出:"肝病者,两胁下痛引少腹,令人善怒,虚则目无所见,耳无所闻,善恐,如人将捕之。""精气并于心则喜,并于肺则悲,并于肝则忧,并于脾则畏,并于肾则恐"(《素问·宣明五气》);"肝气虚则恐,实则怒……心气虚则悲,实则笑不休"(《灵枢·本神》)。《伤寒论·辨太阳病脉证并治》也指出:"太阳病不解,热结膀胱,其人如狂""其人喜忘者,必有蓄血。""目无所见,耳无所闻"是疾病影响了感知觉的感受能力;喜忘是病变导致记忆力减退的表现;发狂是躯体病变导致的思维活动的异常;喜怒、喜恐、喜笑,悲,畏,如人将捕之,都是由躯体病变造成的情感、意志和性格等心理变化。另一方面,不良的、消极的心理状态,持久不断的刺激,也可以引起生理的种种病变。如《素问·阴阳应象大论》所说:"喜伤心,怒伤肝,忧伤肺,思伤脾,恐伤肾""人有五藏化五气,以生喜怒悲忧恐。故喜怒伤气,寒暑伤形。暴怒伤阴,暴喜伤阳……喜怒不节,寒暑过度,生乃不固。"《灵枢·本神》具体地指出:"心怵惕思虑则伤神,神伤则恐惧自失。

破䐃(jùn,音同俊)脱肉,毛悴色夭""脾愁忧不解则伤意,意伤则悗乱,四肢不举,毛悴色夭。""肝悲哀动中则伤魂,魂伤则狂忘不精,不精则不正,当人阴缩而挛筋,两胁骨不举,毛悴色夭。""肺喜乐无极则伤魄,魄伤则狂,狂者意不存人,皮革焦,毛悴色夭。""肾盛怒而不止则伤志,志伤则喜忘其前言,腰脊不可以俯仰屈伸,毛悴色夭。"

以上可见,躯体疾病本身可以作为一种心理刺激因素,加重或诱发心身疾病,形成恶性循环。此即中医"因郁致病""因病致郁"的观点。

人格缺陷是使心理矛盾冲突诱发心身障碍的重要内在基础,是心身疾病易患素质中最主要的因素。《内经》中的人格体质理论不仅记载了不同人格体质对某些致病因素的易感性,而且描述了不同人格体质发病的类型和倾向的差异(见"《内经》体质理论发微")。精神病学专家夏镇夷指出,患者的性格特征往往比引起此病的病因更能决定疾病的临床表现,患者常常依据其性格特征来体验疾病,并建立一定的应激反应形式。临床观察证实,A 型行为类型的人中冠心病和心肌梗死的患病率以及病死率明显高于非 A 型人,而 C 型行为类型的人中癌症的患病率相对比较高。

四、《内经》中心身相关疾病的发病机制

1. 情志因素先伤气机,继伤脏腑

不同情志的刺激造成气机失调的病理各不相同,如"怒则气上,喜则气缓,恐则气下,悲则气消,惊则气乱,思则气结"(《素问·举痛论》)。由气滞进而导致血瘀,气郁化火而伤精,气逆而血妄行溢于脉外,气聚而生痰流溢肌肤脏腑,气衰而血虚,凡此种种衍生的病理变化,最终伤及脏腑而引发心身疾病。《灵枢·寿夭刚柔》说:"忧恐忿怒伤气,气伤藏,乃病藏。"充分说明了心身疾病的病机由情志因素先伤气机,继伤脏腑。

2. 情志因素也可直接损伤五脏

情志因素如"怒伤肝、喜伤心、悲忧伤肺、思伤脾、恐伤肾"等(《素问·阴阳应象大论》),从而直接引发心身疾病。诚然,从临床实践看,情志损伤脏腑是个极其复杂的过程,并非如此机械。但国外有学者提出"器官选择性"理论,认为早期受到伤害的器官,是发育较弱的器官(即器官弱化),具有很强的易感性。

3. 情志因素先伤心而损及五脏六腑

《灵枢·口问》云:"心者,五脏六腑之主也……故悲哀愁忧则心动,心动则五脏

六腑皆摇。"心主神明,统率五脏六腑,情志伤及神明,引起全身脏腑的功能失调。

4. 情志因素伤及精气再伤及形体

《素问·疏五过论》曰:"暴乐暴苦,始乐后苦,皆伤精气,精气竭绝,形体毁沮。"精气为人身之本,情志过用,先伤精气,继而波及形体,最终导致心身疾病。

现代心身医学研究证明,社会心理因素的应激刺激超出机体耐受阈值,则引致免疫系统与内分泌系统功能异常,神经调节功能失衡,作用于靶器官而产生病理变化。最先崩溃的是个体平时最虚弱的器官组织,这些薄弱的器官组织和靶器官产生各种病理变化,并与心理因素交叉作用,形成心身疾病。疾病一经形成又成为新的刺激源,加之人格缺陷使机体敏感性增加,从而加重心身疾病的病理过程,这是心身疾病不易痊愈的重要原因。

五、心身相关疾病的防治原则

自《内经》以降,历代医家对心身相关问题多有发展,尤其在临床治疗方面积累了宝贵的经验。东汉末年,张仲景进一步完善了心身相关疾病的临床辨证施治,在《金匮要略》中,对百合病、脏躁、惊悸、不眠等常见心身相关病证制定了相应的理、法、方、药,如对"虚劳、虚烦不得眠",以酸枣仁汤治之。其理为虚劳致损、阴亏不寐;立法为滋阴降火,养心安神;从原则到具体方药今天仍为临床医生所遵循。在杂病辨证中,仲景重视心理因素如"奔豚病从少腹起,上冲咽喉,发作欲死,复还止,皆从惊恐得之。"(《金匮要略·奔豚气病脉证治第八》)在辨证中他也留心心理病机的分析,如"邪哭使魂不安者,血气少也,血气少者属于心,心气虚者,其人则畏,合目欲眠,梦远行而精神离散,魂魄妄行,阴气衰者为癫,阳气衰者为狂。"(《金匮要略·五脏风寒积聚》)分析了"哭啼、恐惧睡梦、癫狂"等证的病机。

张介宾是明代一位极端重视心身关系的医家,在《类经》中他对人的精神本质、七情损伤与疾病的关系、社会因素在七情损伤中所起的作用、七情损伤与诊治活动的关系、如何进行心理治疗,以及保持心理保健对预防疾病的积极作用等方面,都做了系统的阐述。如《类经·会通类》中专设情志病一节,详细论述了许多心身病证,包括诸如诈病、癔症的病因病机及其诊治特点。

1. 心身相关疾病的预防

《内经》养生主张"形神兼养,养神为上。"《素问·四气调神论》曰:"是故圣人不治已病治未病,不治已乱治未乱。"《灵枢·逆顺》载:"故曰:上工治未病,不治已病,此之谓也。""治未病"是《内经》的一个重要的思想,有关养生的内容甚为丰富,归根到底不外乎养神与养形两端,但养神和养形不是等量齐观的。在养生中古人主张精神情志的调摄重于形体的保养,即养神重于养形。

人的精神、意识和思维活动由心所主宰,即所谓"心者君主之官",在心神的统率下,五脏六腑所有组织器官才能进行正常活动。"神清者,嗜欲弗能乱。精神已越于外,而事复返之,是失之于本,而求之于末也。"所以"养生必先养心",故王冰在注《黄帝内经·素问》时提出"神安则寿延,神去则形弊,故不可不谨养也",所以"治身,太上养神;其次养形。"

养神首先要求"是故圣人内修其体,而不外饰其末。保其精神,偃其智故,漠然无为而无不为也,憺然无治也而无不治也。"自《素问·上古天真论》提出"恬憺虚无,精神内守"以来,历代养生家无不恪守其法。李杲在《脾胃论·远欲》中对之作了发挥:"安于淡薄,少思寡欲,省语以养气,不妄作劳以养形,虚心以维神,寿夭得失,安之于数。得丧既轻,血气自然谓和。邪无所容,病安增剧?尚能持此,亦庶几于道,可谓得其真趣矣。"

其次,《灵枢·本藏》提出:"志意和则精神专直,魂魄不散,悔怒不起,五脏不受邪矣。"《素问·上古天真论》提出"内无思想之患,以恬愉为务",就是要驾驭自己的情感,保持乐观安静、心平气和的精神状态,对于那些难以避免的精神刺激,要通过平时修养增强自我控制与调节情志反应的能力,创造良好的心境。七情是人体正常的情绪活动,若要保持健康无病,人的情志活动必须控制在一定范围内,既不可过度宣泄,也不可过度压抑,而应遵循节宣有度的原则。因此,调节情志,使之节宣有度,是调神的重要内容。孙思邈在《千金要方·养性》中描述的"莫忧思,莫大怒,莫悲愁,莫大惧……莫大笑,勿汲汲于所欲,勿涓涓怀忿恨……若能不犯者,则得长生也"也具有相当的指导作用。

归纳《内经》的养神要领有四:①"四气调神",即顺应春夏秋冬四时之气的生息规律来调摄精神;②"呼吸精气,独立守神",这是气功调神的基本原则,即通过能动地运用有意识的意念活动,控制和调节人体内部生理病理过程,达到心身平衡;③"积精全神",精是神活动的物质基础,通过节欲保精,以保全神;④"恬憺虚无,精神内守",强调通过自律,修身养性以宁神。总之,与西医学的预防保健强调环境卫生和食品卫生的措施相比,"养生必先养心"是《内经》养生之道的特色所在。现代心身医学主张培养健全的人格、锻炼应对能力、建立良好的人际关系,作为预防心身疾病的措施,中医学则比较侧重于个人自身人格修养,以提高适应自然和社会环境的能力,从本质上讲比现代心身医学的观点更为深刻。

2. 心身相关疾病的治疗

中医心身相关理论把人体的形和神、躯体与心理视作统一的整体。治形指以调整脏腑气血功能为目的的中药、针灸、推拿等疗法,治神指以调节精神活动及心身和谐为目的的心理疗法,两者在具体运用时既相辅相成又互相促进,故对心身相关疾病的治疗应该形神兼治,也可以通过调神以治形,或者治形以疗神,或者心身同治。

(1)调神以治形。即通过心理治疗为先导,继而顾及躯体病变。《内经》中记载了许多精神治疗方法,如祝由、劝导、以情胜情、移精变气、顺情从欲、行为疗法等。

① 祝由。《灵枢·贼风》:"黄帝曰:其祝而已者,其故何也? 岐伯曰:先巫者,因知百病之胜,先知其病之所从生者,可祝而已也。"可见祝由治疗疾病的原因在于巫医事先了解到患者发病的原因,而后再以法胜之。张介宾认为祝由是"求其致病之由,而释去其心中之鬼"。日本矢数道明认为祝由移精变气的实质是精神疗法,是一种"心机一转的妙术"。古代祝由疗法如果剥去其神秘的外衣,实际是一种暗示治疗法。

② 劝导法。《灵枢·师传》:"人之情,莫不恶死而乐生,告之以其败,语之以其善,导之以其所便,开之以其所苦,虽有无道之人,恶有不听者乎?"经文提出了一种言语劝导的心理疗法。分为四个步骤:一是"告之以其败",即指出疾病的危害,引起患者对疾病的注意,正确对待疾病;二是"语之以其善",指出这个疾病经过积极治疗是可以恢复健康的;三是"导之以其所便",告诉患者如何进行调养生息;四是"开之以其所苦",解除患者的消极情绪,唤起患者的积极情绪。这是临床上极为常用的心理疗法。

③ 以情胜情法。《素问·阴阳应象大论》指出,"怒伤肝,悲胜怒;喜伤心,恐胜喜;思伤脾,怒胜思;忧伤肺,喜胜忧;恐伤肾,思胜恐。"以情胜情法的基本精神,就是有意识地采用一种情志活动去控制另一种情志活动,从而使情志和谐。这是《内经》独创的一种心理疗法。正如《医方考·情志门》所说:"情志过极,非药可愈,须以情胜,《内经》一言,百代宗之,是无形之药也。"诚然,五志与五脏相合,其中不免有五行机械推衍的成分,但是用一种情志活动去控制另一种情志活动,化消极情绪为积极情绪,是有其临床意义的。

④ 移精变气法。《素问·移精变气论》曰:"古之治病,唯其移精变气,可祝由

而已。""闭户塞牖,系之病者,数问其情,以从其意。得神者昌,失神者亡。"王冰注:"移,谓移易,变谓变改,皆使邪不伤正,精神复强而内守也。"通过言语开导,改变患者的情绪,避免精气郁滞,使气机畅达,协调脏腑气血运行,达到促进疾病痊愈的目的。所谓"得神",使精神得以抚慰,神气恢复正常。

⑤ 顺情从欲法。顺从患者的意志,满足患者的心理需要,此即顺情从欲法。大凡情志之病,欲望未遂,往往心绪郁结,难以解开。"心病还用心药医",最好的办法就是设法顺从患者的意愿,满足患者的心理需要,所谓"解铃还须系铃人"。《灵枢·师传》:"未有逆而能治之也,夫唯顺而已矣……百姓人民皆欲顺其志也。"《素问·上古天真论》:"各从其欲,皆得所愿,故美其食,任其服,乐其俗。"张介宾说:"以情为病者,非情不解,其在女子,必得愿遂而后可释。""若思虑不解而致病者,非得情舒愿遂,多难取效。"

(2) 治形以疗神。神的活动以形体为基础,形体的病变可以产生情绪障碍,因此临床上可以通过治疗躯体疾病来改善心理活动。五脏是精神情志活动的基础,只有在脏腑功能活动正常时,人的情志活动才能正常。反之,当脏腑有病时,往往会出现神志异常的情况。《灵枢·本神》说:"肝气虚则恐,实则怒""心气虚则悲,实则笑不休。"张介宾注:"肝藏血,血舍魂,肝气虚则恐,实则怒……心藏脉,脉舍神,心气虚则悲,实则笑不休",此处肝气、心气之虚实指二脏的气血失调,恐、怒、悲、喜皆与心、肝二脏气血功能失常有关。张氏又说"邪客于足少阴之络,令人无故善怒",此处"善怒"缘于足少阴经络受到邪扰。由此可见,中医心理学在重视外来刺激产生情绪、情感的同时,也注重体内脏腑气血功能状态变化对情感过程的影响。

一个人形体(生理)上患病以后,可以直接影响他的情感、意志、性格、思维、记忆等心理活动,张介宾称为"凡五气之郁,则诸病皆有,此因病而郁也"。因病致郁的情况临床也不鲜见。在躯体疾病中,由于疾病本身就是一类刺激,可引起患者剧烈的心理反应,使之处于强烈持久的恐惧、忧郁、焦虑、颓废等消极情感状态中,并产生失落感、不安全感等。因此,临床上躯体疾病的患者伴随精神障碍者不在少数。现代心身医学将心理因素引起的躯体疾病称为心身疾病,把躯体疾病引起的心理异常称为身心疾病,故前者着重调心以治身,后者主要调身以疗心。

六、心身相关理论的研究前景

《内经》心身合一说不仅在理论上建立了一整套体系,而且始终贯穿在诊断、治疗、预防和养生实践的各个领域。《内经》强调一个人的健康或病变,乃是每一个有生命活动的人心与身共同活动的结果,强调既要观察人的生理活动,又要观察人的心理活动,尤其要从二者的相互作用之中全面地认识人的健康和病变。深入进行《内经》心身相关理论的研究,从其学术发展的前景来看,不可等闲视之。

1. 发扬中医特色和优势

我国的社会文化在历史沿革、文化传统、社会结构、经济条件、价值观念、生活习俗等方面,与西方均有诸多不同;中国人的人格特点、心理状态等,与西方人差别也很明显,产生了中国人所特有的心理问题和心理疾患。心身相关理论体现了中医学的整体观、形神合一观,其核心思想是尊重患者、关心患者,强调人类健康和疾病不仅应从生物学变量来测定,而且更应结合社会心理因素来开展诊治研究。这些医学指导思想是中医学的特色和优势所在,也是未来医学发展的趋势。

2. 完善病因病机学

《内经》心身疾病的病因病机研究应根据"五脏情志论""中医体质学说"和"三因论"等中医理论结合现代心身医学的认识来进行。《内经》认为,情志活动是人体各脏腑功能活动的一种体现,情志过极就会影响人体气机的条畅,使其升降出入的功能发生紊乱,气乱则五脏六腑不安而产生各种疾病。《内经》同时认为,七情可直接内伤脏腑,但六淫与饮食劳倦在心身疾病的形成中也起到一定的促发作用;脏腑的阴阳、气血、津液的盈亏状态与先天禀赋及后天生长发育基础上所表现出来的相对稳定特征及心身疾病的易患性有密切关系,也就是说与气质(人格)密切相关。现代心身医学对人格或行为模式和疾病的关系很多都是借鉴中医的学说。病因病机学研究强调情志因素与疾病发生发展的关系,进而深入研究其内在机制及其演变规律,以了解疾病的本质,可以完善中医病因病机学。

3. 提高诊治疗效

由于心身研究涉及心理与生理,人和社会、自然环境间多因素的相互联系和影响,同时,任何药物的治疗并不是万能的,因此在明确心身相关的反应特征的前提下,必须重视躯体和心理治疗相结合的综合防治原则,提高诊治疗效,最大限度地减轻患者病痛,为患者早日康复提供合理的医疗方案。《内经》理论体系宏观调整或提高人体自控和潜在能力以矫正修复疾病所造成损害的整体观念,又体现了个体化治疗特点。治疗中,对患病的躯体强调调节心理(精神)和躯体平衡,从身心两方面进行治疗,从而达到整体治疗的目的,长期以来形成了气功保健、饮食疗法、药物治疗、针灸治疗等一系列治疗方法。目前,中医学对肾虚的研究,治疗中关于阴阳平衡的调节,现已被证明的某些中药或方剂良好的免疫促进和免疫调节作用,以及针灸调整人体功能的作用等,如能与心身医学发病的中介机制联系在一起,再结合现代心理疗法、心理疏导、暗示疗法、催眠疗法、音乐疗法等去除不良因子,会大大提高心身疾病的疗效,促进心身健康。

4. 增强心理保健意识

WHO 提倡人的健康必须包括躯体和精神方面的完好状态与良好的社会适应性。现代医学更充分认识到社会、心理因素在人体疾病过程中的重要作用,认为健康不仅要求人体不存在虚弱和疾病,更要求个体处于生理、心理、社会适应的健全状态。也就是说,人不仅作为单纯的生物学意义上的自然人,而且是具有特殊精神心理状态的社会人;人的健康不仅是足够的营养和各个系统功能状态的正常运作,还应有一个良好的社会生活氛围和正常的精神心理状态。加强心理保健意识,可以减少心身疾病的发病率,提高人的心理素质和适应自然和社会的能力。我们要由被动的治病疗患以适于生存,发展到追求心身健康。《内经》为我们建立了一整套精神养生的原则和方法,我们应该进行宣传和推广,使其在维护人类身心健康中发挥作用。

七、《内经》心理疗法的临床运用举隅

美国学者墨菲曾经说过:"世界心理学的第一个故乡是中国。"诞生于 2 000 多年前的《黄帝内经》,不仅是中医学理论的渊薮,而且也是最早记载医学心理学的论著。《内经》已经认识到人的心理因素与疾病的发生、发展及其预后密切相关;在治疗方面,"针石毒药"等治疗手段必须通过患者的神气才能发挥治疗效应。如果人到了"精神不进,志意不治"的地步,纵有灵丹妙方也难得心应手。笔者在临床实践中发现,不仅大多数精神系统疾患和心理因素存在着密切的联系,而且许多躯体病变的发病也和心理因素有关。由心理因素引起的疾病仅赖"一张方"治疗往往不能取效十全。"情欲之感,非药能愈,七情之病,当以情治"(《理瀹骈文》)。而采用心理疗法并酌情配合中药治疗,不仅对心理因素引起的疾病可获良效,而且对由非心理因素为直接原因的病变也有一定疗效。兹举数则根据《内经》心理疗法的精神治疗的案例并谈一些体会。

1. 郁证(心理障碍)

陈某,女,23 岁,某医科大学三年级学生。患者三年前就读于高中时,有男生

致信求爱,本属一厢情愿之事,不意东窗事发,被老师批评,少女之心受屈,终日耿耿于怀,情绪低沉,以后凡见到男生即窘迫万分。入大学后,环境有所改变,一年级尚安然,但过去的事情总不能忘怀,渐渐不愿合群,越发形单影孤,连女同学也不愿结交来往,与人相处,便觉精神高度紧张,遇事总往坏处猜测,自卑自怨。夜不酣眠,杂梦纷纭,昼则头目昏沉,神情惶惶,记忆力锐减,听课心猿意马,学习成绩逐步下降,终于因不能再胜任学习而休学。经精神病医院诊为"抑郁症",患者惧西药的不良反应而改投中医诊疗。来诊时,沉默少言,欲言又止,疑虑重重,言语间流露出轻生的意念。患者形容消瘦,精神不振,饮食甚少,胸宇不舒,苔薄脉细。

患者素来性格内向,多愁善感,造就其忧郁脆弱的性格。又值青春期,在恋爱、友谊、与异性交往等问题上缺少正确引导,遂产生心理障碍,病属郁证。非仅药物所能奏功,当以心理疗法为主。主要措施:①诱导疏泄:以诚恳的态度,取得患者的信任,反复耐心地诱导患者将自己全部抑郁之情倾诉,一吐为快,令情感疏泄,取得心理平衡。②教育:详细分析疾病引起的原因(包括家庭环境、学校、个人性格),科学地解释疾病发展的趋向和预后,坦诚相告掌握心理卫生的要领,以坚强的毅力克服性格上的弱点,增强对生活、前途以及疾病治疗的信心。③改变生活方式:针对患者不愿合群、不善交往的缺陷,鼓励患者参加各种社交活动,寻找同窗好友倾吐自己的喜怒哀乐,改善人际关系。④中药:以甘麦大枣汤加石菖蒲、郁金、合欢皮、白蒺藜、远志等。上法治疗二月余,精神渐振,表情活跃,饮食增加,夜寐亦安,对生活学习也有信心,不久则复学,随访半年,学习成绩中等,精神生活均安。

2. 不寐(神经衰弱)

马某某,女,35岁,某夜大学生。患者求学年龄正逢"文化大革命",参加工作后为夺回损失,报考夜大,刻意苦读,颇为勤奋。奈何原来基础较差,加之白昼还得参加厂里体力劳动,复有家务困扰,疲惫不堪。一年之后,日渐难于应付。健忘失眠、耳鸣头昏、精神萎靡,动则眼冒金星,学业日废,体力不支。初起借助于安眠剂尚能安睡四五个小时,继则剂量渐增,或屡屡更药,而无济于事,每夜似眠非眠,或噩梦连绵,跌宕惊险。羞起近三载,被迫辍学。刻诊:神情萎靡,眼圈灰黑,面色无华,眉宇郁结,焦躁不安。主诉:唠叨,慨叹前程黯然。诊舌边尖稍红,舌苔薄腻,脉细带数。

证属劳心过度,张弛失调,阴精暗耗,心火内生,扰动神明。《内经》云"心动则五脏六腑皆摇",故全身体力日削。先投朱砂安神丸不应,继改知柏地黄汤亦无效。

旋改用心理疗法配合药物治疗。①开导：分析患者病情为劳逸失调、用心过度所致，并解除患者对长期失眠的恐惧心理。指出"没有一个人是因为缺乏睡眠而死去的；为失眠而忧虑对你的损害，远远超过了失眠的本身"（美·卡耐基《人性的优点》），使患者产生一种安全感。②调整劳逸：白天尽可能参加体力劳动使身体疲倦，夜晚设法令全身神经、肌肉放松。嘱患者临睡前回顾往事中某件愉快的事情，想喜不想忧。③暗示：处方以药价较昂贵且滋补的药物（如太子参、党参、当归、阿胶、琥珀、山茱萸等），提示为高效安神剂。经过上述方法坚持治疗三月余，马某某已能入睡五六个小时，噩梦减少，精神转爽，气色渐佳，已能胜任日常工作。

3. 脏躁（围绝经期综合征）

李某某，女，47岁，农民。患者素体强盛，能胜任重体力劳动。近3年来自觉脾气日渐急躁，动辄恼怒，经常为些微琐事与邻居或家人拌嘴，无端猜疑丈夫不忠、子女不孝，或哭或笑，情绪极不稳定。一有小惊或心存芥蒂，即觉浑身轰热，面部升火，夜不成眠，不欲衣被。昼则疲乏不堪，不能参加劳动。经来量多，且淋漓不尽，或先期而至。血压不稳定，在 $136\sim156/88\sim108$ mmHg（$18.2\sim20.8/11.7\sim14.3$ kPa）。心电图示：窦性心动过速，左心室肥大。舌红少苔，脉弦而数。

此为脏躁证，羔由年届绝经期脏气虚衰，复因七情所伤，出现非常复杂的生理、心理功能失调的现象，临床表现变幻多端。多数表现为阴虚阳亢、心肾不交，或肝脾不和的证候。但单纯服药，奏效不够理想，必须结合心理疗法。①帮助患者认识自己：说明围绝经期是人生从生长发育成熟转向衰退的转折时期，生理功能的减退，必然影响到心理活动，重要的并不是病变的本身，应以良好的心理素质迎接或安然渡过这一艰难时期。通过解释，患者如释重负。②做好家属工作：也让家属了解病情演变规律，尽可能谅解患者，顺其心，随其便，多同情，勤安慰。③适当对症治疗：以甘麦大枣汤、百合地黄汤、百合知母汤等方剂加成治疗，改善症状。上法二诊时症情减轻，精神舒坦，与医生很合作，睡眠亦佳，神情转爽，纳谷也香。一年后随访，诸症均好，偶有不适，调理即安。

4. 心悸怔忡（神经官能症）

赵某某，男，45岁，某校教师。患者父亲于半年前因冠心病急性心肌梗死而猝死，悲痛欲绝，神情沮丧。又道听冠心病往往有遗传性，于是心中惕然不宁，一日忽觉左胸窒闷，刺然作痛，旋怀疑自己罹患"心肌梗死"而要求医生做心电图检查，结果显示为阴性。但患者又闻某些冠心病早期心电图不易查见，遂又做心音图、验血脂等检查，均无异常发现。但患者终日耿耿于怀，不能自拔，一月之中竟查五次心电图,仍不死心,以后逐渐出现心悸怔忡,胸闷发热感,有攻窜作痛,忽肩背,忽脐腹部,失眠头昏,健忘,终于病休。邀诊时,心神憔悴,肢软乏力,面色灰暗无华,胸闷纳呆,大便干结,数日一解,心痛如前,常无固定部位。神情恍惚,莫可名状。诊舌干燥少津,中有少许裂纹,脉来濡细。

患者个性比较偏执,主观性极强。其父不幸猝死,强烈的精神创伤,激发其极端情绪,加之对疾病的一知半解,对医生存一种不信任感。曾经多方求医,遍服中西药后,不得如愿。证属神经官能症。细审病史以及各项检查情况,确无器质性病变,拟以心理疗法为主治疗。①保证:考虑患者既往的诊治情况,采用一般的劝慰已无济于事,反而产生一种逆反心理。于是详细分析大量的理化检查数据均无异常发现,长期服用扩张冠状动脉药物无缓解作用,以及冠心病有遗传性的说法不可靠等,以上事实可以充分证明诊断"心肌梗死"没有任何依据,并以坚定的语调担保,愿意承担医疗责任,以消除患者长期的焦虑,同时指出,长期焦虑所造成的后果并不比冠心病好多少。②认可:承认患者日前患有功能性疾患,也必须认真治疗。并提供过去治疗此类疾患的成功先例,以进一步建立患者对医生的信任、对治疗的信心。暗示所处方药曾经取得良好疗效,只要持之以恒,恢复健康指日可待。③移情易性:指导患者不要老是将注意力集中在心前区的感觉上。鼓励患者从事一件感兴趣的爱好,如种花、养鸟、练习书法等以怡情养性,令其寝馈其中,使其转移情感,取得心理平衡。以上法治疗两次,复诊时已面带笑容,自诉大有好转,胸宇泰然,睡寐亦较前安稳。不可懈怠,再以鼓励,巩固疗效。一月后云心前区已不觉疼痛,患者原有慢性胃炎,要求重点治疗胃病。近期已重赴讲台。

5. 几点体会

(1)医生与患者标本相得,建立真诚的医患关系。

《素问·汤液醪醴论》提出:"病为本,工为标,标本不得,邪气不服。"所谓"病为本",即患者为本,疾病发生在患者身上,医生(即"工")的各种治疗措施能否发挥作用,取决于患者的心身状态。所谓"工为标",即医生为标,医生只能按照病情发展的客观规律实行辨证施治,为患者恢复健康提供客观可能。我将此意移用于此,似可引申为心理疗法中要建立真诚的医患关系。即通过医工的心理疗法,让患者树立起战胜自我、战胜疾病的信心,从而发挥"本"的作用,达到减轻或治愈疾病的目的。

① 医护人员必须诚恳、热情、耐心地对待患者,表现出强烈的关切和友善,乐于帮助患者解决痛苦,才能博得患者的尊重和信任,在这个基础上进行开导和劝

慰。《灵枢·师传》说:"人之情,莫不恶死而乐生,告之以其败,语之以其善,导之以其便,开之以其所苦。"通过医生的指导、安慰劝解,帮助患者认识发病的原因,解除思想顾虑及紧张情绪,增强治疗信心,减轻或消除疾病的痛苦,促进恢复健康。

② 科学地分析病情,合理地解释各种心理表现及临床症状,熟练地使用心理治疗的技巧,使患者心悦诚服,从而有效地发挥心理治疗的效应。《内经》有"祝由"一法,即祝说病之由来,分析病情,使患者改变不良的心理状态,调整气机之紊乱。清代名医吴鞠通在《温病条辨》中说:"吾谓凡治内伤者,必先祝由,详告以病之所由来,使患者知之,而不敢再犯,又必细体变风变雅,曲察劳人思妇之隐情,婉言以开导之,重言以振惊之,危言以悚惧之,必使之心悦诚服,而后可以奏效如神。"现代科学研究证明,良好的心理状态可以激发机体内在的抗病能力,从而可以改变机体的某些异常变化。

(2)因人制宜,有的放矢地采用心理疗法。

俗话说"一把钥匙开一把锁",对心理因素引起的病变来说,这一点尤其重要。如《素问·血气形志》说:"形乐志苦,病生于脉,治之以灸刺;形乐志乐,病生于肉,治之以针石;形苦志乐,病生于筋,治之以熨引;形苦志苦,病生于咽嗌,治之以百药;形数惊恐,经络不通,病生于不仁,治之以按摩醪药;是谓五形晴也。"这段经文的基本精神是根据不同的心身失调引起的疾病,须采取不同的治疗手段。据此,以下两方面应予重视:

① 掌握不同年龄人群的心理活动特点以及与疾病的关系。如青年时期多见恋爱、婚姻方面的心理异常;围绝经期尤多围绝经期综合征及伴随的心理变态;老年期常见老年性心理变态,甚至出现老年性精神病等。针对不同年龄采用不同语言方式进行心理治疗。

② 根据不同病证和患者心理气质特征采用相应的心理治疗措施。性格内向忧郁者,易患抑郁症,要多鼓励树立生活的信念,采用疏泄的方法,令其倾吐积郁,纠正不良性格。性格外向偏于躁狂者,感情多起伏,易激惹,应告诫其凡事要"三思而后行"。易恼怒者,学林则徐挂"制怒"作座右铭,等等。总之,心理疗法实际无固定程式,必须抓住患者心理偏倚要领,灵活施治。

(3)心理疗法必须与药物等治疗配合使用。

按照病员的一般心理,只诊病不开方,仅仅晓之以理,常常难以满足患者的心理需求。因此,在详尽剖析病情、告之以心理卫生知识的同时,配以方药或其他疗法仍然十分必要。而且也可利用患者对灵验方药的渴求心理,认真开处方,仔细分析治疗的目的,以及服药的方法和医嘱禁忌等,同样可使患者得到莫大的慰藉,这不仅可改善某些症状,还能在一定程度上发挥药物的心理效应,属于不是心理治疗的心理疗法。

（王庆其）

参考文献

［1］ 徐斌,王校道,刘士林. 心身医学-心理生理医学基础与临床［M］. 北京：中国科学技术出版社,2000.

［2］ 朱志先,梁虹. 现代心身疾病治疗学［M］. 北京：人民军医出版社,2002.

［3］ 刘增垣,何裕民. 心身医学［M］. 上海：上海科技教育出版社,2000.

［4］ 张介宾. 张景岳医学全书［M］. 北京：中国中医药出版社,1999,363.

［5］ 陈广中. 淮南子译注［M］. 长春：吉林文史出版社,1990,61.

［6］ 阎丽. 董子春秋繁露译注［M］. 哈尔滨：黑龙江人民出版社,2003,293.

［7］ 李杲. 李杲医学文集［M］. 天津：天津科学技术出版社,1999,600.

［8］ 刘德桓. 中医心身医学研究中的问题与发展趋势［J］. 中医药学刊,2003,21(3)：379－380.

第二章

正念育心

撰稿人◎何裕民

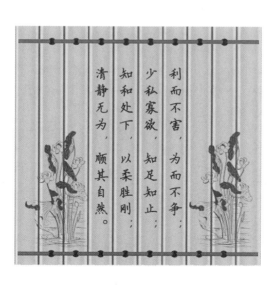

利而不害，为而不争；

少私寡欲，知足知止；

知和处下，以柔胜刚；

清静无为，顺其自然。

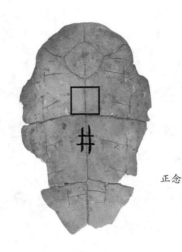

正念

撰稿人介绍

何裕民，上海中医药大学教授，博士生导师，中华医学会理事兼心身医学分会前任会长。主持科技部"十一五"国家科技支撑计划、国家社科基金重点项目等。主编十余部国家级规划教材，包括《中华医学百科全书》中的《中医心理学》《心身医学》《医学心理学》三卷。

获"上海市劳动模范""中国心身医学终身成就奖""世界杰出华人贡献奖"等荣誉。

　　笔者从 20 世纪 70 年代末读研究生时就开始关注医学心理学及心身医学,当时的研究课题便是中医学的情志疗法,可以说是国内最早注意这一学科动向并积极参与引进及建设者。1993 年参与筹备且获批成立中华医学会心身医学分会,并任该分会副主委兼中医方面牵头人,2006 年又接任该学会两届主任委员,兼任《中华医学百科全书·医学心理学及心身医学》和《中华医学百科全书·中医心理学》两个分卷的主编,因此,忝列首届中国心身医学终身成就奖(2014 年)。之所以提到这些,是想说明笔者在此学术领域较为活跃,也一直关注着国内外这一领域的研究进展及变迁;所以,所言所行也许有一定代表性。

　　心理学领域可能是国外最活跃的学科领域,流派不下几十种,似乎每隔几年就有一波新的思潮或流派涌现,且有些流派相互间兼容性很差,常互相抵牾;而有些流派在国内历史上曾经有过滥觞或雏形。中国也有自己独特的医学心理学思想方法及心身医学雏形,这些是值得我们珍视且需要很好地去开发提升的。

　　早年,在陶醉于中国传统心理疗法的同时,笔者还曾对行为疗法很感兴趣,因为当时行为疗法如日中天,在美国盛行(20 世纪 70—80 年代),其方法清晰、可控、可重复(且由实验动物重复),结论可由准确数字表达,达到了科学标准。很快,笔者又对艾利斯(Albert Ellis)的理性情绪疗法(REBT)有好感,认为其多环节切入,既体现了整体意识,又从教育入手,抓住认知及情绪诸多环节,颇能解决临床问题;笔者主要从事晚期癌症患者的临床诊疗,随着癌症患者诊疗的增多,又感到对癌症患者来说,认知疗法是第一位的,故 2005 年主编国家教材《现代中医肿瘤学》时,明确把认知疗法放在首位,强调"认知疗法是成功治癌的第一步"[1]。随着临床阅历的深化,特别是一些典型案例的反馈,在 2009—2010 年前后,开始对正念(mindfulness)疗法感兴趣,并深入践行,用于癌症康复等多方面临床实践,认定正念一法其理论解说虽稍显玄虚,但却意义广泛,涉及愈病、育心、自己养心养性诸多方面,值得高度重视。今天,笔者仍旧持有此定见。

一、难治之肝癌，借正念以康复

我们先从一个典型案例说起。

2006 年下半年，某个初秋的上午，有一位原籍福建的年轻人在其妹妹陪同下找我诊治。他三十六七岁，罹患晚期肝癌，个子偏矮小，因为没法进行手术了，所以只能用碘油等介入治疗，刚从东方肝胆医院行介入治疗完毕出来，直奔我处。偏偏他对碘过敏，出现了很多与过敏及药物介入相关的症状，当时因介入治疗的剧烈反应，全身情况很差，显然，短期没法再做介入治疗了。那时候靶向药（索拉菲尼等）还没有普及，国内很少用。根据我几十年的经验，他的病很棘手：①因为他是晚期肝癌，且病灶是弥漫性的，手术已没有可能；②对原发性肝癌并不主张化疗；③放疗范围太弥漫，不现实；④当时重要的治疗措施就只有介入治疗了，但介入治疗需要用碘油封死局部血管，而他对碘过敏，已明确拒绝再做介入治疗……换句话说，他只有中医药治疗这个方案可以选择了。根据我以往的经验，晚期肝癌不能用其他方法，只能靠纯中医药控制，对三四十岁的年轻人来说，能拖个两年多已相当不错了。因为肝脏血供极其丰富，肝癌细胞通常又十分活跃，对 65 岁以上的老年人，也许有可能拖上八九年（我们有多例验案可以作证），但年轻人却很难。当时，我很不乐观，他又情绪低落（也许是介入治疗后导致身体极度痛苦），没来得及多聊；我留住他妹妹，私下细作交代，包括病情及其预后等（这是我的职业习惯），希望家属高度重视，同时也免去了日后可能会有的纠纷。两周后他来复诊，情况已截然不同，神色均佳，似已无病，且侃侃而谈。他告诉我他是入籍澳大利亚的注册心理治疗师，从事正念治疗已十余年，且闭口不谈他的肝癌，只是说他有信心全力配合我治疗，已决定彻底放弃其他疗法。此时，他妹妹站在身后，似无反应；我也不便复述，只是给予积极鼓励及必要的治疗指导。此后，一次两次，也说不清楚多少次，他的情况越来越好，我们之间的话也越来越多。多数情况下是他主动向我推荐他推行的正念疗法。因为那时候我还出任国内心身医学分会的主任委员，主持学会工作；我也安排他在学术圈（心身医生群里）及癌症患者圈里讲讲正念疗法，他应允了；不过提了个条件，不能告知别人他的患病真相。因为他正活跃在中国及澳大利亚正念治疗圈内，被获悉他患有此类大病后可能会不利于他的个人形象。这是合理的诉求，我毫不犹豫地答应了。这些传授课程反响都不错。此后，我还让我的博士后（主修流行病学的）、有着基督信仰且从事癌症患者康复呵护工作多年的徐丽女士向他学习,努力探究正念疗法,以更好地帮助癌症患者康复。徐博士也践行得很好,经常可以听到患友们对徐博士的由衷赞扬及感谢之声。因为癌症患者的康复,需要专业的指导,而正念疗法作为专业的方法之一,自然比一般性说教类型的康复辅导(诸如心放宽点啊!别生闷气啊!别太累啊!注意休息啊!)来得更贴切,也更贴近患者需求!

正因为这些因素,使我对癌症康复过程中正念疗法的意义青睐有加。

2010年以后,我每年都去福建几次,在我们直营的中医门诊部诊治。那时候,他已很少在门诊部出现了,总由他妹妹带着整套检查资料找我复诊,每一次的康复情况都很好。我们还经常会在上海等地见见面,但似乎从未在福建见过面。他妹妹每次的解释都是哥哥在到处讲课、开班,很忙很忙……开始,我除叮嘱他妹妹转述他别太劳累之外,还不太理解他本人为什么对我避而不见,后来我领悟了他真正的用意,因为他还在奉献社会,又不想让周遭人过分关注他的疾病隐私问题。我除了真诚祝福他继续顺利康复外,也加深了对正念疗法的认可及深究之兴趣。的确,这一活生生的案例,让我重新认识了合理心理疗法对愈疾的巨大意义。说实在的,这些年对所有癌症患者我都会配合运用心理疗法,但疗效如此之显著(特别是在晚期棘手的肝癌患者之中),倒真的十分罕见。

他是一位肝炎病毒携带者,有慢性肝炎病史多年。据他自述,发病前几年因为事业关系,特别忙,事业也不是很顺,人总是觉得特别累。出现黄疸后方知大事不好,赶来上海东方肝胆医院希望手术解决。结果被告知失去了手术可能,明确诊断为慢性肝炎伴进展性弥漫性原发性肝细胞癌、中度肝硬化、门脉有癌栓,且已经转移……这种情况临床并不少见,但治疗非常棘手。该医院明确告知其已无手术指征,在药物保肝基础上,做了一次介入治疗,即出现严重不适,遂前来寻找中医药治疗。后面的情况见前述。在寻求中医药治疗的同时,除了配合抗病毒药物以外,尽管笔者建议及推荐他可以试行其他方法,但患者本人并没有配合任何其他治疗措施。因此,他的临床康复(从2009年起,一直没有特殊病理问题),只能归功于中医药及正念疗法。而笔者经治的4000多例肝癌患者中,中医药的确有效。但单纯以中医药为主,康复涉及多方面,如癌症控制、后期肝功能恢复良好、肝硬化有所改善等,且患者又是如此年轻的情况,的确不太多见。笔者不得不归功于正念疗法在其中起到了重要的助康复之功。而且,他早已能够全身心地投入他自己所喜爱的工作(正念辅导)之中。我们一般对肝癌患者,即使手术后,康复期都特别强调不能再疲劳了,最多只能半休工作,他却是个例外;相信他自己心中有数。这些,都强化了我对正念疗法的正面认识。

与他长期接触后,我对正念疗法就有了日趋强化的特别关注。也许,这也是一种医患相长。

二、正念助消极、追求完美且抑郁的学生走出困境

笔者的第一职业是大学教师(教授),与学生打交道是我的本职工作。

由于上述原因,开始关注正念疗法,并运用于学生的育心探索。

《礼记·大学》有曰:格物、致知、诚意、正心、修身、齐家、治国、平天下。这是带有鲜明中国特色的、入世性的古贤及士大夫之一级级的修行宗旨。从格物致知开始,直到最高的治国平天下。能否践行,不好说;但其作为思想烙印,也许在中国读书人的脑海里多多少少都会留有印迹。一般读书人能够践行格物致知、诚意正心、修身齐家已经挺不错的了。但这套理论过于强调积极有为,且力主入世,因此,用于学生育心,有时并不是十分契合的。

道家也有一套相应的理论及育心操作。现代学者杨德森、张亚林等将其发展成"道家认知疗法",以32字保健诀为核心:①利而不害,为而不争;②少私寡欲,知足知止;③知和处下,以柔胜刚;④清静无为,顺其自然。并有五个步骤,遂发展出一套心理治疗方法。笔者在主编第一套"全国高等中医院校研究生规划教材"及"十一五"卫生部规划教材《中医心理学临床研究》中对此进行了较为详细的介绍[2]。惜此说法似乎更适合于年长些的知识分子,入世不遂后退而出世者,总体偏于低调消极且无奈,也不是很适合仍旧朝气蓬勃之年轻学子。

随着对正念疗法了解的深入,以"正念"方法为核心,不带有意识形态特征的育心方法受到了人们的重视。既然正念疗法在年轻人的难治性疾病(如肝癌等)的愈病过程中有效,那么对年轻人的育心也应该会有价值。为此,笔者有意识地进行了尝试。有成功案例可以分享。

前几年,笔者有一位学生情绪明显波动,已影响其生活、毕业及工作。该学生来自农村,在中学期间读书成绩很好,在当地重点中学名列前茅,颇有抱负;本来不太喜欢医学,却阴差阳错考入医学院校;读大学期间成绩尚可,但明显不适应研究生生活,特别是大城市大学研究生的日常生活。其生性敏感、细腻,又好追求完美,常因为同学们的一些无意识行为(比如轻视农村同学等)而备受冷遇歧视,甚至心灵受到伤害,因此一年后变得越来越不合群;他的几位中学同班好友考进其他大

学,也都有着类似的水土不服情况,甚至走上极端,他们同学相互间交往的负性成分越来越重——不是相互激励,而是大家诉苦吐槽,怨这怨那。大学二年级期终考试时,因为经常性失眠,成绩继续往下掉,萌生退学意愿。但我清晰记得,刚刚入学不久时,他是信心十足,很想干点什么事业的。因此,我决意努力帮他一把,拽他走出困境。他本身阅读甚广,想法不少,一般说教肯定无效;他总认为时局不合,出生低微,受人欺凌,无用武之地;朋友圈子又小,没法疏导;平素他静不下心来,难以专心致志地干任何事情。他家境不好,回老家后也许再也没有很好的机会施展才华了。抓住这些特点,我让他跟我出了一段时间的门诊。我的门诊上基本都是濒临死亡(癌症晚期)却拼命努力争取想生存下去的人,为此,每天门诊结束时我都会旁敲侧击地告知他:生命多么可贵!对他们来说,你们(指这些学生)这么一点点小挫折算什么!而门诊上,我的患者中因为完美主义,容不得一点瑕疵而长期活得累,最终被癌症盯上者不在少数(消极完美主义者更容易生癌,这既是学界定论,也是我嘴边常常挂着的理论)。因此,我每每在告诫患者的同时,也转述给在边上“抄方”(侍诊)的学生听:亚里士多德就强调“完美是优秀的敌人”!天下本不完美,过分追求完美,有违天理;我们只是强调追求优秀,而做不到完美;君子只求“和而不同”,学会“各美其美,美人之美”很重要……通过这些,潜移默化地对其加以疏导。

　　几个星期后,该学生主动找我聊天,坦陈自己前一段时间严重情绪失调,颓废了,很想一了了之!如果那样的话,太对不起自己的父母师长了,也对不起自己!……现在明白了,希望能够更好地走出来。但就是难以集中精力,脑子里有一股力量拽着,不时地让他分神走神,无法集中精力做一件事。我就趁热打铁,建议他好好看看“正念疗法”之类的书,告诉他正念疗法不仅是源自东方(印度/中国)并借助科学方法提升了的心理疗法之一,也是一种生活方式、认知方法及核心价值观(见后详述)。并以他们所熟悉的我门诊的情况为例,每周两次门诊,从早到晚,最长可以十余个小时,年轻人都受不了,我何以开开心心、快快乐乐,从开始一直到结束都激情满怀!就是因为一上门诊,坐下来,我便心无别念,不想其他,只是专注于与患者交流,专心体验当下状态;即使偶尔有所分神,也可以借助站起来走走,调整一下,重新回过神来,再次体验门诊与患者沟通之快乐,体验那被患者所需要之快感,以心身之专注及平衡,抵御身心之疲惫,也就是专注于“正念状态”。因此,往往门诊越是看到后来,本人情绪越兴奋,快感越强烈,与患者的幽默调侃等也越多,患者也就越发高兴!形成了自我心身及医患之间的良性循环,且相互感染,互有所得……该学生若有所思地诺诺而退,我知道他的学习能力,相信他一定能够走出来。

又几周后，他来找我，开门见山地说，他走出来了！他自学正念一法后，努力践行，对他帮助很大，短短几天，便有收获；且操作并不困难。他学会了在许多情况下都专注于洞察当下自我的身心体验，无其他杂念；一旦走神，再努力回过神来，重新聚精会神就是。所以，他现在不再痛苦困惑了，学习效率也提升了，自我生存快感也达到了新的起点。现在，他已经顺利毕业，并在外校工作多年，颇是顺畅，开始初显学霸本色了！

三、借正念以格物致知，诚意正心修吾身

张仲景在《伤寒论·序》中曰：学医的目的在于"精究方术，上以疗君亲之疾，下以救贫贱之厄，中以保身长全，以养其生。"因此，医疗（包括心理疗法）的要旨之一，除疗君亲之疾及救助百姓外，还有自身能否受益！己所不欲，勿施于人。施行正念疗法自己能受益，才能努力推广，施于他人，这是笔者信守的理念。

2010 年前后，临床所见让我对正念疗法有了新的认知，此时，我已是一脚跨进花甲之年的人了。生物学规律让我感到有所疲惫，力不从心；而日益增多的各种事宜却促使我无法停下脚步，还想只争朝夕；这些，形成了日趋严重的剪刀差。其中，尽管可以做出某些调整，放弃一些事宜，但大量门诊及多地会诊等请求工作，尤其是面对大量急迫求生的晚期肿瘤患者，以及我所钟爱的对医学诸多问题的总结思索，内心也不愿意戛然刹车。也许，忙碌了一辈子的吾等，真的放弃很多手头工作会"病倒"的。为此，要试行于人，先验之于己。我自行尝试了正念疗法。因为笔者始终认为，正念不同于其他心理疗法（多数仅仅是种治疗方法/手段而已），它更是一种生活方式，可以融会贯通到日常生活方方面面的一类"活法"，在现代人类日趋踮起脚尖拼命赶路的当下，这类"活法"意义相当突出。

从进化医学（evolutionary medicine，EM，更准确地应该称为"演化医学"）的视野来看，当今人类（特别是城市里高节奏的"努力拼搏一族"）其主要健康危害早已从原本的营养不良、基本生命物质缺乏、周遭致病菌侵袭等，让渡给了生活节奏加快、压力骤增、机体"进化不及"了——放眼望去，今天临床上主要的健康问题，从高血压、糖尿病、冠心病、代谢失常、各种癌症之飙升，到慢性疲劳综合征、系统性不耐综合征、亚健康、职业倦怠、心理耗竭、抑郁、焦躁等的肆虐泛滥，就其致病机制，往深里说，几乎都是身体的适应机能跟不上，进化失序（进化不及）。为此，笔者曾

专门撰文指出：当今常见的慢性病需要新的理论解释模型，现在通常的解释只是"近因解释（proximate explanation）"，要确切认识这些疾病的真正之"因"，还需结合进化/演化医学研究进展，作出"演化解释"（evolutionary explanation），以揭示就人类整体而言，为什么演化（包括病）成这样，为什么近代人（或某社群的人）对某些病更易感，为什么此类病突然明显飙升。可以说几乎所有常见的慢性病，都存在着演化意义上的原理，都需结合演化视野，进行思考解释[3]。

很显然，现代人类都在"欲望的跑步机"上，拼命地往前跑，根本停不下来；而且，周而复始地奔跑着，却不知道方向及目的何在。当然，反躬自问，这些，也包括笔者本人在内！因此，几年前，当我去浦东机场二号航站楼值机，赶着去外地时，被大厅里高高悬着的巨幅广告牌震惊了：一片蓝色大海之背景，一位古铜色的印第安人肌肉强壮，加上几个醒目的大黑字——"放慢你的脚步，让灵魂跟上！"在这块广告牌前，我凝神许久，联想翩翩，结合临床日日所见，深有所悟：今天人类的健康受到威胁，不正是由于这些不知停顿下来、目标不甚明确的拼命赶路吗！而之所以近几十年来印度瑜伽/中国气功盛行，世界禅学灵修风靡一时，且佛学研究/佛系生活态度东山再起，西方还极力推广"3·15慢生活日"等，不也正是对这类进化失序了的人类快节奏生活的反思吗！

本人研究了一辈子中医学及心身医学，越来越领悟到所谓的心身疾病，所谓心身失调，核心病理其实很简单——就是"心"不稳，"身"/躯体机能"配套"跟不上。而"心"不稳则可主要概括为两大类型：①"心旌摇曳"，一如抑郁、焦虑、心理耗竭等，以情绪大幅度起伏波动、心境低落、心绪失常为主体；心旌摇曳则身体诸多机能无法平静有序，久之必然颠倒错乱。②"一骑绝尘"，心跑得太快、太远、太急，远离躯体主干了，以至于身体诸多机能跟不上，出纰漏、出差错了；后者往往可见于A型行为者及"压力山大"、长期过于负重者。许多现代疾病（如高血压、糖尿病、冠心病、部分癌症等）均有这些行为特征。

本质上，正念就是一类让人们静谧下来，别无他念，专注当下，向内探求，悉心自我感知内在身心状态之体验。因此，无论是"心旌摇曳"（情绪起伏、心绪不宁等），还是"一骑绝尘"（压力太大、操持太过等），都是心身原本应该的和谐匹配不复存在了，心-身严重失序了。而借助适度地放慢节奏，让心向内探求，聚焦于内，感知并觉察身体细微变化，体验自我生命信息；且慢慢回味，让身体作出回应（往往是自我自动地回应），以期达到心身重新趋于和谐有序，就是很好的心身纠治方法及措施。比之中国的导引吐纳及印度的瑜伽等传统心身修炼功，既有异曲同工之妙

（各种意蕴均已包含在内，各种心理生理的调控及修复机制也已存在于此），又少了许多繁文缛节性的礼仪式操作步骤，一说就通，简单易行，且随时可以修炼，故正念疗法现代创始人乔·卡巴金（Jon Kabat-Zinn）教授向东方学习且得其要领后，加上一些科学研究元素，对其机制作出科学的阐述；并努力促使其与原本的宗教色彩保持某种距离（因为宗教色彩太重，容易被科学人士所冷落及批判），成为世界性的一大类疗法而红遍世界；特别是在快节奏、高压力的发达国家及地区。

笔者领悟其旨趣后，遂宗其义而习之；但摒弃其繁文缛节性的礼仪式操作步骤，且将其融汇于日常生活之中。简单说，笔者认真梳理了一下工作生活，尽量学会简单些；努力学会说"不"，放弃一些勉强为之而提不起兴趣的事宜（哪怕再具有诱惑）；对剩下之事，则重新筹划，分清轻重缓急，放弃同时做几件事情之陋习；同一时间只做一两件事；凡做事，不论读书、学习、写作、看病、思考、研讨，哪怕是走路、散步、闲想等，皆专心致志，正念而无他念/别念/杂念等，悉心洞察体验即刻即事之快感；一旦觉得乏味或乏力无趣，或即停下改做其他，或即休息调整调整；如果老是乏味而无法品味其之旨趣，不妨果断放弃，至少暂时放弃；不勉强自己，而是听从内心之感受体验；尽可能慢慢地品味一切，宁可慢一点，而不再一心两用，或心急火燎地赶时间，更不再只争朝夕了。总之，把正念与体验、工作与修行有机地结合起来，不论读书、学习、写作、看病、思考、研讨，都看作是正念修行的一种方式，强调尽可能同时获得良性体验及感受；且带着快意去品味其结果、结论，无论其大小成败，或受到赞誉诋毁，均淡然欣赏之、笑纳之、接受之。

至于"正念"的核心特征是什么，我的理解如下：

创始人乔·卡巴金教授在世界各地讲学时，每每一开场有一个传统保留节目：给每一位听众三颗葡萄干，然后嘱咐每一位听众慢慢地品味每一粒葡萄干，要求先仔细端视、详察、品鉴其外观；而后细嚼慢咽地品尝其滋味，且慢慢回味，要将全身心聚焦于一颗葡萄干；甚至一颗葡萄干可细嚼慢咽品鉴其滋味十余分钟……只道是，此时众人均感到满口生津，回味无限，从未体验过如此美味且流芳无穷的葡萄干，这就是正念！

吃葡萄干能够如此，有的正念大师强调吃橘子一瓣瓣剥着吃，也能吃出如此滋味！干其他事情行不行呢？一颗葡萄干能够吃出如此味道，这难道不是一种聪明的活法，一种很有意义的活法吗？对心急火燎地在"欲望的跑步机"上拼命往前跑，周而复始却不知方向及目的何在，根本停不下来的现代人类（包括吾辈），这不是一剂良药吗！而且，并不苦口（操作并不很难，要求不是很高）。知行合一，贵在坚持。

践行多年后,自是略有所获,至少,身体状态没有明显下滑,且略有改善;生理各项指标(各种参数)是历史上最好时期(当然,还配合了一些必需的养生措施);精力不错,心绪宁静,效率也过得去;近年来完成了不少东西,包括几年前一直想干而没有干成的事情。总之,获益良多!

鉴此,笔者体验到正念疗法对于无论是信奉"君子以自强不息"的有为之辈,还是"道法自然""无欲则刚"的道佛一族,皆有一定的践行意义。

四、正念:脱去袈裟,穿上科学西装的一类好"活法"

社会上,关于介绍"正念"的书,不下几十种,很多相关的书都比较走俏。

正念概念最初起源于佛教禅修,源自坐禅、冥想、参悟等的行为发展而成[4]。笔者在泉州晋江五店市状元街古老的祠堂里还看到清朝中期留下的"正念"为核心的题词,表明"正念"概念历史悠久,深入民间。

现代"正念"疗法的诞生不得不归功于美国学者卡巴金。据记载,20世纪60年代末,还是学生的卡巴金阴差阳错地听了一堂人数少得可怜的佛教大师讲的禅修课,遂滋生了兴趣。70年代,他是激进的反战分子。1979年因为反战游行演变为暴力抗争,他被美国警察痛打,昏迷了过去;"他们在我的手腕上戴了一个叫'爪子'的工具,可以通过收紧带来巨大的疼痛而不会留下任何的痕迹。但是他们肯定留下了很多的痕迹在我的脸上。他们把我拉到警察局的后面,把我痛打一顿",卡巴金后来回忆说,"我整张脸都被打扁了"。而就在经历这场痛苦后,他在波士顿旁的森林里静修,霍然间有一个"灵光一现"的"十秒钟愿景",促使他顿悟,转而对"禅修"重新激起兴趣,决意借此方法以拯救世界[5]。不久,他在所在的麻省理工学院医学院开设了减压诊所,提出"基于正念的减压疗法"(mindfulness—based stress reduction,MBSR),也称"正念减压法",以协助患者借助正念禅修等来处理压力、疼痛和疾苦等不适。他先把"正念"定义为一种精神训练法,此精神训练方法强调的是个体有意识地自我觉察,并将注意力集中于当下,且强调对当下一切(包括所想、所见、所念)均不做评判。故最初的正念就是有目的、有意识地关注、觉察当下的一切,而不作任何判断、分析及应对反应,只是单纯地觉察它、体验它、注意它。试行此法后卡巴金发现它对人们的心理问题有很好的疏通作用,"能帮助我们从这种惯性又无知无觉的睡眠状态中苏醒过来,从而能触及生活里自觉与不自觉的所有可能性[5]。"在此基础上,卡巴金及其追随者将正念逐渐发展为一套系统的心理疗法,统称"正念疗法"。主要含"正念减压疗法""正念认知疗法""辩证行为疗法"等,都是以"正念"为基础的,加上其他方法;如融入认知疗法,即为"正念认知疗法"。它们都具有的一个共同特征,就是以"正念"为核心。

1995年,麻省理工学院再邀请卡巴金设立"正念医疗健康中心"。他开始更多地关注身心互动疗愈效能的科学研究与相关的临床应用,借此以有效地缓解慢性疼痛与压力所引起的种种失调及病态。至此,正念疗法正式登陆主流社会的科学疗法之殿堂,既越来越被人们所熟知,也受到了心理界、学术界的包容及认可,被广泛地推广及应用。

在正念疗法的整个发源及发展过程中,卡巴金等聪明地从佛教禅修等中贪婪地吸取养分、思路、精华及合理的操作要点,却尽可能剔除其宗教色彩和佛学趣味颇浓的一套理论解释外衣,并借助科学手段及实验设计等,以对照等方法,作出科学语境下现代人类普遍能够接受的阐述。因此,这疗法是真正的古为今用,东(东方/印度/中国)为西(现代西方国家)用,佛学为科学所用;并借助传统本然的生存智慧(禅修)以破解现代人的生存窘迫(巨大压力及快节奏)之难题。

如果说"正念疗法"是脱去佛教袈裟(外衣),穿上了科学西装(借助现代科学手段作出阐述)的一类好"活法",适合于现代人的聪明且利于健康之"活法",不仅毫不为过,而且十分贴切。

正念疗法已发展出多种不太相同的方法亚型及不尽相同的方式,修炼方式有团体式、个别式、8周为期的团体训练班式等。在笔者看来,这些都只是形式之异,本质则是一致的——即首先需要做的是让修炼者为自己确定一个可聚焦的对象,可以是一个声音、一个单词、一个短语,或自己的呼吸声、身体的某种感觉、运动(包括脚步声)等;甚至,做家务洗碗时的潺潺流水声都可以作为品味对象;选定聚焦对象后,惬意而舒服地体验它;(如果可以的话)闭上眼睛,进行简单而平和的腹式深呼吸的放松练习,进行一分钟即可;然后,调整呼吸,将注意力聚焦于所选对象上;当训练中头脑冒出其他一些杂想或感觉,或出现注意力偏移现象时,没有关系,只需随时重新回到原来的聚集点即可;无论头脑中出现什么想法,都无须担心,只需简单地返回到呼吸上来即可,不用害怕,不用后悔;而且,对所经历的一切,不需作任何评判。如此训练10~15分钟后,静息1~2分钟,再从事其他正常工作活动。这次修炼就算结束了。可以周而复始,经常进行;反复进行后,可习惯成自然,长期处于心身和谐的正念状态;这显然有助于心身健康。简单说,通过上述简易操作,让自我进入洞察当下内在的身心体验，且别无他念，只专注当下感受；借此，以追求一种心身呼应的理想状态，以达到心身和谐互动的最佳平衡。故卡巴金的正念修炼，有时也译成静心、静观、静修等。

其实，就卡巴金的初衷及其抱负而言，上述这些只是初级的、基本的、表面的，他看得更远。他将正念定义为"有意识地、不加批判地留心此刻升起的觉察"[5]，如通过聚焦于呼吸及某一感受，不仅可以培育起对身心之间一刻接一刻的变迁之感知，从而体察并觉知身心不和谐之所在，借身心本然所有的智慧及协调机制，从而对消解身心痛楚有所帮助，以疗愈心身失调、痛苦及抑郁等；还可以借此觉察世界，找到世界失序所在，从而加以微调。故他认为正念还可以帮助改变世界。听话听音，锣鼓听声。聆听卡巴金的弦外之音，可领悟正念疗法的真正底蕴。其实，这些何其熟悉，应该说就是东方（印度/中国）古老认知所在。如就中国古贤看来，世界本身就具备着内在智慧、协调及运行机制（"道"），天人合一、内外合一，守静笃者可以悟道，觉察其微毫变迁，加以领悟，从而"无为而无不为"。因此，人们不难理解，卡巴金会强调：正念被应用在比现在所见到更大的地方上，如至少可挑战现在世界的运作。近年来，他把主要精力投放到尝试将正念引入国际政治领域，指出："人们的心如果不保持正念，就会变成目光短浅角度的囚犯，把'我'放在一切事情的上面"，从而"太困在二元'我们'与'他们'的见解对立之中""这是我们需要觉醒的地方……[5]"

坦率地说，在我们看来，这正是东方（中国/印度）的"活法"与西方主流"活法"的异趣所在。西方主流是源自"两希"（希伯来、希腊）文化的，核心是两元世界（人—神），两元是对立的；即使落地到人之世界，也同样是两元对立的（我们 PK 你/他们，西方 PK 东方，本教徒 PK 异教徒……），解决方法：我优先、我征服、我战胜、我改造……无有休止。这就是现实的、"两希"文化主导的世界！也是纷争不断、历史上血流成河的深层次缘由所在，也可能是卡巴金年轻时就不看好而极力反抗的世界！故他一辈子都在争取的是与东方意识及古老智慧有所暗合和接近的世界。事实上，是征服、二元对立、你强我弱，还是守道、正念、讲究协调、恪守自我内在感知，这是一个根本性的问题！在我们看来，理想的未来大同世界，肯定不是欧风美雨战胜东亚，也不应该是东风压倒西风；而应该是各美其美，美人之美，美美与共的某种总体协同！协同创造人类命运共同体！可惜这些问题超出了本文研讨的范畴，点到为止，不做展开。

但这也从一个侧面体现出了正念一法的广泛运用价值，是一类活法、价值观、生活准则,而不仅仅只是心理学的一种愈疾或养心养性之方法。

五、"正念"表象背后的哲理分析

在我们看来,透过正念疗法与其操作,其背后自有厚重的哲学旨趣值得深究。可惜这类问题太大,超出本书的讨论范围,只能简单涉略。

正念疗法的"母本",在东方中国与印度十分普遍。从上古时代开启的祭祀中的心斋(斋心)以通天,到道家的致虚极、守静笃(《老子·道德经》),一志、唯道集虚、心虚如镜(庄周《人世间》),坐忘、彻明、见独(《大宗师》);到管子的"一(壹)""虚""静""万物备存"(《内业》);到儒家的心悟、格物致知,包括荀子的"虚壹而静""大清明"(《解蔽》)等;而后才有佛家的"禅定""禅悟"这等的"禅修";以及坐禅、冥想、参悟等。可以说,在这方面没法确定是古印度影响了古中国,或者恰恰相反;还是古代中国印度同时发源的;我们的研究倾向于后者(各自发源成熟的),源头在于各自类似的生存及生活方式(农耕)。包括中国早先的导引、吐纳(气功的远古原型)与印度的瑜伽,都是异曲同工发育而成的,都是后世这类正念疗法的"母本"。

而且,从另外一个侧面可以印证,多家都认可的做法,似可看作是一种带有普遍意义的"活法",东方(中国/印度)有一定知识的精英生活方式之一。

笔者在《走出巫术丛林的中医》一书里,对这类现象做过深层次的分析研究,今天看来仍有一定意义,可以参考之[6]。

上述行为后面,自有一整套元解释(早先的民间共识)在内。结合一些相关资料,粗粗梳理,大约可归纳为:早先,东方祖先认为世界/天地/自然是个整体;内外/上下/天人合一;且自成一体,相互贯通;其自有智慧及自身调控能力;顺应(其中最重要莫过于"天")便可很好地生存及活着(顺天成为行为准则);借助于向内的修炼,可感悟/觉察一切;这就是格物可致知(儒家)、守静笃而得道(道家)、禅修后始有悟性(释家),包括正念疗法等的认识论之根基;也是东方心斋、静默、冥想、格物、心悟等向内求索行为泛滥的思想根源;在这过程中,人们不仅能够获悉些许真知(如"内景隧道,唯返观者能照察之"),且能形成一些调控能力——因为自然是有智慧、且具备强大的自我调控潜力的;顺其道便可具备这类调控力——这也是"正气""自愈力""抗病力"及各种借助修炼方法(如气功、瑜伽、针灸、心理疗法等)之所以可"愈疾"的机制所在。如此,形成了一个自治而相对闭合的"环",一个完整而迥异于西方的自然观、价值观之体系及一整套独特的认知与操作系统；称其为独特的"活法"，毫不为过。

卡巴金作为一个西方学者，无意中"透过禅而走进这扇大门"[5]，他虽没有接受佛陀，但却在被暴打后无奈的静修中，"灵光一现""十秒钟愿景"后有所顿悟，开启了东西方不懈的交流旅程，并因其睿智及努力而结出了硕果。

六、结束语

最后，想做一个总结：

正念，作为东方（中国/印度）的生存智慧及活法，不经意中被西方学者发现并借重现代方法提炼了；因为是"异体"的，故有杂交优势，遂能走红世界。

正念是一种活法，在今天日趋西方化的情境下，它有补偏救弊之功。

今天的健康问题，大都是汲汲于向外进取、征服世界、战胜自我所致的；因此，适度向内回归，听内心需求，感知内在变化，正念、静修等自可有所补救。

正念的意义涉及多方面，既可借此以养性，也可助人远离抑郁焦虑，有时甚可帮助疗愈诸如癌之大疾；凡好生改善情绪，皆有助于健康，故其意义彰显。

笔者赞同卡巴金的见解——正念可用在"比现在所见到更大的地方上"，包括创造和谐世界、人类命运共同体等。因为它其实是人类东西方智慧的有机交融，但其路漫漫，还有很长很长的路要走。

知其要者，一言而终。正念的具体操作本文没有过多介绍，认为无须多费笔墨，因为其要点非常明确，各位自己把握就是。如果需要，认真读读卡巴金的著作，如《多舛的生命》《正念：此刻是一枝花》《穿越抑郁的正念之道》等都可以。如想求助此法以走出癌症阴影，则可参阅《正念癌症康复》[7]等。

（何裕民）

参考文献

［1］何裕民. 现代中医肿瘤学[M]. 北京：中国协和医科大学出版社, 2005, 10：250.

［2］何裕民. 中医心理学临床研究[M]. 北京：人民卫生出版社, 2010, 4：151-153.

［3］何裕民. 慢性病：需要新的理论解释模型[J]. 医学与哲学, 2018, 39(20)：1-5.

［4］马克·威廉姆斯. 改善情绪的正念疗法[M]. 谭洁清, 译. 北京：中国人民大学出版社, 2009, 10.

［5］正念研修社.正念大师卡巴金：人们正在失去理智，这正是我们需要觉醒的原因［Z］.5P 医学 APP,2019,3.

［6］何裕民.走出巫术丛林的中医［M］.上海：文汇出版社,1994,3：286－288.

［7］琳达·卡尔森,迈克尔·斯佩卡.正念癌症康复［M］.孙玉静,译.北京：机械工业出版社.2017,10.

第三章

推拿育心

撰稿人◎房　敏　张海蒙

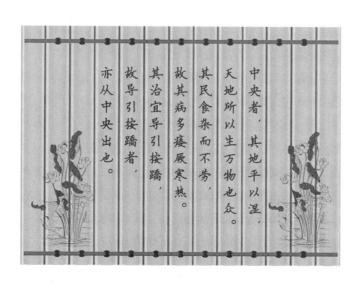

中央者，其地平以湿，

天地所以生万物也众。

其民食杂而不劳，

故其病多痿厥寒热。

其治宜导引按蹻，

故导引按蹻者，

亦从中央出也。

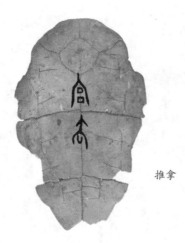

推拿

撰稿人介绍

房敏，教授，主任医师，博士生导师。国家百千万人才，国家"万人计划"教学名师，岐黄学者。兼任中国中西医结合学会常务理事、中华中医药学会理事。牵头多项国家级科研项目，多次获得国家教学成果一等奖、上海市科技进步一等奖等奖项。致力于中医推拿传承与创新研究，主编《推拿学》（人民卫生出版社出版）和《推拿流派研究》（中国中医药出版社出版）等多部"十二五"规划教材。

张海蒙，上海中医药大学针灸推拿学院教授，上海市针灸学会副理事长，上海中医药大学中医心理专家委员会委员，曾任中国针灸学会针灸教育专业委员会主任委员。领衔主讲的《经络腧穴学》荣获上海市"精品课程"称号，作为主讲人之一的《针灸学》荣获国家级"精品课程"称号。2013年荣获上海市级教学成果二等奖。

上 手摸与心"会"

一、手摸心"会"之于推拿育"心"

中医推拿古称"按摩""乔摩""挢引""案扤",是中华先祖辈馈赠予我们的历史瑰宝。推拿作为中国传统中医药学伟大宝库的重要组成部分,肇始于上古蛮荒岁月时期,萌发于部落先民们无意识自我抚慰,传承创新发展于漫长时光无数人的揣摩实践,终成于"术法套路"与"人文意识"于一体的整合。

推拿疗法讲究以人为体,施术者与受术者浑然天成为"共同体";医者望闻问切"手摸心会"患病之所在,明晓其苦,言必慰患之苦情,动之以双手沟通医患间"心会"神契,施术法于患之周身病处,展功法体姿开合于身挪步移中,或谈笑风生、或静默须臾间,理筋整复,滑利关节,通条顺达,已使经络疏通,气血调和,筋骨复衡;而达脏腑形体内外和合,患之疾苦已除;"手摸心会"至"手到病除",一气呵成,妙会心中;医者"见彼苦恼,若己有之"之感同身受,用双手在施术者与受术人之间搭建了心灵沟通的"彩虹之桥"。

中医推拿包含手法与功法体系。推拿手法,是在中医理论指导下,以医者双手按特定操作技术要求和动作规范要领,在受术者体表相关部位施术,用于治疗病痛和保健强身的一项临床技能。"夫手法者,谓以两手安置所伤之筋骨,使仍复于旧也",推拿手法名称见之于专著的多达 400 多种,常用 100 余种,如今通常根据推拿手法的动作形态将其分为 6 大类,即摆动类、摩擦类、挤压类、振动类、叩击类、运动关节类,种类繁多,要一一习之,了然其功效于心。推拿功法是推拿疗法的重要组成部分,它不仅促使推拿医生增强上肢部、下肢部、腰腿部等身体各部力量、提高手法动作技巧功力,也有助于患者扶扬正气、强筋健骨,抗御病邪,加快康复[1]。

纵观自《内经》以来见诸古籍和近现代推拿发展史,令人深思。《素问·异法方宜论》记载:"中央者,其地平以湿,天地所以生万物也众。其民食杂而不劳,故其病多痿厥寒热。其治宜导引按蹻，故导引按蹻者，亦从中央出也。"从文献看，"导引"与"按摩"常连在一起并称，在长沙马王堆出图的帛画《导引图》中，描绘有呼吸、捶背、抚胸、按压等动作，并注明各种动作防治的疾病，这是发现最早的自我按摩锻炼的方法，说明古人很早就意识到通过推拿导引预防疾病的重要性，正是"上医治未病"的体现。《内经》中，论述按摩具有行气活血、舒筋通络、止痛退热等作用，例述了10余种按摩手法，并注明按摩治疗的适应证与禁忌证等；隋唐时期，按摩开始发展成为一门专业的治疗方法，在隋朝设置的"太医署"中就有按摩博士职位，到唐代增加了按摩师一职，是时，推拿已经成为骨伤科疾病的普遍疗法，渗透到内、外、儿等科；明代太医院设立按摩科，使推拿成为十三科之一，"按摩"之名也开始有"推拿"之称，小儿推拿独特体系开始形成，我国现存最早的推拿专著《小儿按摩经》即成书于这个时期，及多部小儿推拿专著问世；至清代，推拿学术主要发展在民间，正骨推拿体系也开始形成，《医宗金鉴·正骨心法要旨》正式提出"摸、接、端、提、推、拿、按、摩"正骨八法；民国后，推拿以散在形式于民间发展成各具特色的学术流派，包括鲁东和湘西的小儿推拿、北方的正骨推拿、江浙的一指禅推拿、山东的内功推拿等，上海等地区则在吸收西医学解剖、生理病理等理论后不断创新，如上海的法推拿流派；中华人民共和国成立至今，推拿临床、教学、科研以及人才建设等，都出现了空前繁荣景象；1956年上海成立了中国第一所推拿专科学校上海中医学院附属推拿学校，1958年上海建立了国内第一家中医推拿门诊部，通过设科办校为推拿专业培养了一大批专业人才；1985年上海中医学院推拿系成立，招收了全国第一批硕士研究生，1987年全国性推拿学术团体——中华中医药学会推拿学会成立，1991年上海市成立国内第一家中医药研究院推拿研究所，1997年上海首次招收国内推拿学专业博士研究生；2000年后，推拿学科已成为上海、南京、成都、长春等中医院校及其附属医院的国家级或省部级重点学科或专科。当前，推拿因其特色鲜明、安全有效、舒适简便的特点广受国内外医者重视和病家欢迎，对推拿疗法作用内在机制规律的研究不断加深。

　　一脉相承两千年，中药、针灸、推拿三大中医临床干预体系中，唯以推拿绵延传承至今而独具古韵。"手摸心会"，"手"仍是千年前的那双手，触摸推拿的还是那个"人"，"手到病除"的愿望古今相同，但"心会"的道理却有所差异。从家传师承到院校教育，自骨度分寸揣摩到人体解剖生理病理，依据经脉经筋气血损益结合神经影像信号转导，今天，推拿医生行手法功法遵循的仍是千年传承至今的"道行"，但诊疗思维体系较之古人要丰富立体的太多。"手摸心会"到"手到病除"是医家和病家

推拿育心，以功法外练形体，以手法内修精神，参悟其中，追求"外化于形，内化于心"；推拿育心，心手合一，形体强健，仁爱存心，初心勿忘，内在精神与外在身体和谐统一，终极则致"正气存内，邪不可干"，不断修行自身以兼济他人，使形与神合，德业相彰，完美至臻方成"正果"。

斗转星移，日升月落，四季更替，古往今来，推拿历经代代相传，育人终于育心。

二、推拿育心三境界

传道授业解惑，教书育人传技，此为推拿育心之一层，为得"形"；润物用心守护，以温暖推拿手，呵护患者脆弱心，以强身推拿功，炼躁动任性心，以推拿医道法，修善美医德心，此为推拿育心之二层，为生"心"；厚积薄发引领，学于师而不泥古，敢于言而创新争心，秉推拿治外答内之巧，立此技能于学林不倒，此为推拿育心之三层，为扬"神"。

推拿育心，就是要知心如一，仁心善者，为天地立心，为生民立命，就是要使人形健，心达，善学，神通，为过往继绝学，为终生开太平。

及至，引前辈李业甫国医大师一首《推拿心悟》，以之勉励后辈推拿学子，以期推拿教育育人育心，代代相传，蒸蒸日上：

> 少时贫寒立志郎，牛娃弃鞭上学堂；
> 学勤苦钻圣贤书，岐黄古训奠基础；
> 诸师尽授理法窍，八纲辨证是精髓；
> 辨证辨病相结合，明确病性施手法；
> 牢记八纲辨证法，医疗效果显特色；
> 行医执教半世纪，救死扶伤千千万；
> 学科研究积经验，撰著多部育儿孙；
> 融汇新知创发展，疑难重证见奇功；
> 古老推拿焕青春，走出国门为世人；
> 岁过八旬垂垂老，燃蜡发光暖人心；
> 名科工程意义大，传承绝技为人民；
> 满目青山夕照明，国宝推拿代代传。

（房　敏）

下 经络与推拿

一、针灸起源

针灸,是针刺和灸疗的合称,起源于中国原始社会的氏族公社时期。

针法来源于古代的砭石——利用不同形状的石块磨制而成的一种医用器具。尖锐的可用来刺血、排脓,最为常用;刀形的可用来切割;棒形、圆形的可用于按摩和热熨。砭石治病来源于中国东部沿海一带以渔业为生的民族。《山海经》及《素问》中有用砭石刺血排脓的记载。在内蒙古多伦县的新石器时代遗址中及山东日照市的新石器时代墓葬里发现的砭石实物,为针刺起源于新石器时代之说提供了证据。砭石刺病是针刺疗法的前身,随着冶金技术的发展,金属针便取代了砭石。

灸法,是以艾等材料烧灼体表一定部位来防治疾病的。灸法的应用是在人类发明用火之后开始的,来源于中国北部以畜牧为生的民族。灸法的发明与寒冷的生活环境有密切联系。人们发现某些寒性病痛在烤火取暖后可以缓解或解除,经过长期的经验积累,发明了灸法和热熨疗法。灸法所用的材料,最初很可能是可烧灼、烫、熨的各种树枝,后来才发现用艾叶做成的艾绒易于引火缓燃而不起火焰,更适用于灸,遂使艾灸世代相传,沿用至今。

二、经络概念

经络是运行气血、联系脏腑和体表及全身各部的通道。经,原意是"纵丝",有路径的含义,就是直行主线的意思,是经络系统中的主干,深而在里,贯通上下,沟通内外;络,有网络的含义,是经脉别出的分支,浅而在表,纵横交错,遍布全身。

经络理论是阐述人体经络的循行分布、生理功能、病理变化及其与脏腑的相互关系的一门学说,是针灸学科的基础,也是中医基础理论的重要组成部分,贯穿于中医的生理、病理、诊断和治疗等各个方面,对中医各科的临床实践有重要指导意义。

三、四海理论

按经络理论,人身十二经脉主运行气血,就像大地上的河流,比拟为"十二经水"。水归于大海,十二经脉气血也归于人身的"四海"。《灵枢·海论》中明确指出:"人有髓海、有血海、有气海、有水谷之海,凡此四者以应四海也。"

四海理论,强调了水谷、气、血、脑髓在人体的重要作用,指出了四海是全身精神、气血的化生和汇聚之处。十二经脉通于四海。四海之间又相互配合,水谷之海是化生血气的本源,其上部为气海,主一身之气;下部为血海,主一身之血;血气之精华则上聚于髓海,是为"精明之府"和"元神之府"。《灵枢·本藏》说"人之血气、精神者,所以奉生而周于性命也",指出由血气、精神维持人的正常活动,完整(周全)人的性灵和生命。因此,人的心理活动也有赖于四海的正常运行,四海充盈,人的精神饱满,情绪稳定,积极向上;四海亏损,则使人气血不足,情绪低落,消极悲观。因此,四海理论在说明人体心理生理病理和疾病诊治方面有重大意义。

(1)脑为髓海,人的精神意识思维活动,视听嗅言、肢体运用等皆归于脑的生理功能。即头脑是精神的最高主宰,是神气的本源。髓海失调,就会产生有余和不足,而出现相应病证。如《灵枢·海论》说:"髓海有余,则轻劲多力,自过其度;髓海不足,则脑转、耳鸣,胫痠、眩冒,目无所见,懈怠安卧。"临床可取髓海所输注腧穴百会、风府及其它有关腧穴进行治疗。

(2)膻中为气海,膻中指胸中而言,位近心肺,属于上焦,为宗气所聚之处。宗气走息道以行呼吸,贯心脉而行血气。心肺二脏正常功能的发挥与宗气的盛衰有关。气海失调,也会产生有余和不足的病证。如《灵枢·海论》说:"气海有余者,气满胸中,悗息、面赤;气海不足,则少气不足以言。"临床可取气海所输注腧穴大椎、人迎及其它有关腧穴进行治疗。

(3)胃为水谷之海,指胃主受纳、腐熟水谷,化其精微以出于中焦,是营卫、气血的本源,五脏六腑皆禀气于胃,故又称胃为"五脏六腑之海",为足阳明经所属。《素问·玉机真藏论》说:"五脏者,皆禀气于胃,胃者五脏之本也。"可见古人对胃的作用极为重视,胃居中焦,性主通降,其病变以胃失和降为主证。如《灵枢·海论》说:"水谷之海有余,则腹满;水谷之海不足,则饥不受谷食。"临床可取水谷之海所输注腧穴足三里及其它有关腧穴进行治疗。

(4)冲脉为血海和十二经之海,与任、督同起于胞中,联带脉、注少阴、并阳明、及太阳,贯穿全身。《灵枢·逆顺肥瘦》说冲脉:"其上者出于颃颡,渗诸阳,灌诸精……其下者,并于少阴之经,渗三阴。"冲脉沟通十二经脉之间的联系,容纳、调节十二经脉之气血。冲脉出于下焦,与肾间动气及元气关系密切。《灵枢·海论》说:"血海有余,则常想其身大,怫然不知其所病;血海不足,则常想其身小,狭然不知其所病。"说明血海有余或不足关系十二经及五脏六腑乃至全身的强弱。临床可取血海所输注腧穴大杼、上、下巨虚及其它有关腧穴进行治疗。

综上述可知,四海各有其功能特点,又相互配合,共同主持全身的气血、津液、精神,对人体身心活动极为重要。在诊治身心疾病时,应掌握四海的全面情况,辨明四海的有余、不足,以补虚泻实。正如《灵枢·海论》所言:"审守其输而调其虚实。"这也为经络育心提供了坚实的理论基础。

四、经络育心渊源

千百年来,中医针灸不光在人们熟知的内外妇儿伤等专科发挥特长,护佑中华民族繁衍昌盛,而且在精神心理方面也有独到之处,古书中有大量记载。

《扁鹊心书》(卷中·神疑病):"一小儿因观神戏受惊,时时悲啼,如醉不食,已九十日,危甚,令灸巨阙五十壮,即知人事。""一人功名不遂,神思不乐,饮食渐少,日夜昏默,已半年矣,诸医不效,此病药不能治,令灸巨阙百壮,关元二百壮,病减半,令服醇酒,一日三度,一月全安,盖醺酣忘其所慕也。[2]"

《针灸资生经》(卷四·心气):"予旧患心气,凡思虑过多,心下怔忪,或至自悲感慨,必灸百会。""执中母氏久病,忽泣涕不可禁,知是心病也,灸百会而愈,执中凡遇忧愁凄怆,亦必灸此。[3]"

由此可见,我们的祖先多厉害,不用吃药,不用扎针,只需艾灸,就能治愈许多心理方面的疑难杂症。

2010年中医针灸成功地列入《人类非物质文化遗产代表作名录》,不仅将使早已满载传奇的毫针和艾叶为更多世人所分享,也将为整个中医药事业的发展设定全新的历史坐标。

近年来,美国军方非常重视针灸外治法作为补充替代方法在军队中的使用,研究针灸疗法在军事及战争中的应用。美国军方开发的耳钉射入技术与器械用于止痛、安眠和抗焦虑,在全球产生了影响。

五、十三鬼穴浅述

2020 年初夏的硕士研究生招生进行网上复试,出现这么一道题目:"请问十三鬼穴有哪些? 有什么作用?"这道题难倒了不少参加面试的考生,难道针灸里面真的有"抓鬼"的穴位? 其实,"十三鬼穴"是我们的祖先在应对精神疾患的方面独到的经验总结,孙思邈十三鬼穴歌:"百邪癫狂所为病,针有十三穴须认。凡针之体先,次针鬼信无不应……此是先师妙口诀,狂猖恶鬼走无踪。"歌中所言"鬼穴",实为治疗古人以为由鬼邪作祟所致精神神志病的经验穴。其中鬼宫、鬼信、鬼垒、鬼枕、鬼床等实为人中穴、少商穴、隐白穴、风府穴、颊车穴的别名[4]。

"鬼门十三针"是针灸学中的一种特殊治疗方法,是中医针灸中神奇所在,专治百邪癫狂,从现代医学讲就是抑郁症、强迫症、精神分裂症等精神疾病。该针法吸取各类针灸精华,利用不同穴位的针灸机理,针到病除,疗效独特,在世界医学史上占有重要地位。至今,我们都将"鬼门十三针"作为重要的研究课题之一。

我们通过鬼门十三针(人中穴、少商穴、隐白穴、大陵穴、申脉穴、风府穴、颊车穴、承浆穴、间使穴、上星穴、会阴穴、曲池穴、廉泉穴),督脉穴振奋阳气,醒神开窍;任脉穴回阳固脱,镇静安神;心包经穴宁心安神,宽胸理气;脾经穴活血通经,通调中焦;胃经穴健脾和胃,调节情志;胆经穴疏肝泄胆,抒发情绪;肺经穴宣通肺气,调理上焦;膀胱经穴疏通跷脉,平衡下焦。根据患者病情选择适当的穴位,疏通经络,协调阴阳,平衡脏腑,畅通气血,控制病情,正如《黄帝内经》曰:"阴平阳秘,精神乃治。"

六、经典案例赏析

以下记录笔者依据"四海"理论,运用"十三鬼针"治疗"心病"的四个案例。

1. 补髓海,清脑醒神祛烦恼

2020 年初的一场突如其来的疫情,打乱了很多人的生活节奏,原本安排的家庭聚会取消了,利用春节假期的长途旅行也取消了,有些人不得不在家里待上一两个月,缺乏常规的社交和运动,看着疫情不断严重的数据变化,也使一部分人群产生了焦虑情绪。有位李姓女士因儿子远在他国留学,当地的疫情亦趋严重,买不到合适的回国航班,急火攻心,夜寐不安,加上她恰逢更年期,出现胸闷、心悸心慌、头晕头胀、胸胁胀痛、月经紊乱等症状。就诊时脉象弦紧，舌苔薄白舌尖红。中医辨证：脏躁，证属心肝火旺，心神不宁，治拟清肝泻火，宁心安神，按四海理论重点调理髓海，取穴：百会、风府、人中、太冲、合谷、神门、内关、章门。

脑为元神之府，督脉入络脑，处方中百会、风府为髓海所输注腧穴，功能通督强髓；而且人中、风府为"十三鬼穴"之要穴，功能醒脑开窍；太冲、合谷为"四关"穴，功能疏肝理气；神门为心经输穴、原穴，内关为心包经络穴，且通阴维脉，两穴配合宁心安神功效独到；再加脏会章门，疏理气机，通调中焦。

同时嘱其转移注意力，参加社区志愿者工作，经过两个星期的治疗调整，并且学习经络按摩操（见附录），重点做第2、3、5、8节，症状明显减轻。

2. 壮气海，疏肝理气除郁闷

周姓女生，性格内向，平时爱生气，临近毕业，因寻找工作屡屡受挫，整天闷闷不乐，茶不思饭不香，夜寐多梦，胁肋胀痛，月经不调，苔薄白，脉弦细，中医辨证：胁痛，证属肝气郁结，气机阻滞，治拟疏肝解郁，宽胸理气，按四海理论重点调理气海，针用泻法，取穴：大椎、隐白、太冲、合谷、内关、章门。

方中首选气海所输注腧穴大椎，振奋全身阳气，配合"十三鬼穴"之隐白，调气理血有奇效，太冲、合谷为"四关"穴，功能疏肝理气；加上通于阴维脉的八脉交会穴内关、八会穴之一脏会章门，宽胸理气，疏通胁肋，数穴协同，共奏疏肝理气除郁闷之功。

同时辅助心理疏导，避免生气，保持心情愉悦；合理膳食。并学习经络按摩操（见附录），重点做第3、4、5、8节，经引导调节后症状明显缓解并顺利找到理想工作。

3. 充水谷之海，健脾和胃助睡眠

刘姓男生，为了读研深造，日夜伏案，饮食不规律，经常熬夜，压力过大，造成失眠，同时伴有食欲不振，兼脘闷嗳气，嗳腐吞酸，心烦焦虑，舌红苔厚腻，脉滑数。中医辨证：不寐，证属心脾失养，运化不畅，治拟养心安神，健脾助运。"胃不和则卧不安"，按四海理论重点调理水谷之海，针用补法，取穴：足三里、公孙、心俞、脾俞、照海、申脉、间使，安眠。

方中首选水谷之海所输注腧穴足三里，与脾经络穴公孙相配，健脾和胃，理气安神；心俞、脾俞为心脾二脏的背俞穴，调补心脾，运化水谷；照海、申脉为八脉交会穴，分别与阴跷脉、阳跷脉相通，配上同为"十三鬼穴"的间使，以及助眠特效穴安眠，调和阴阳，改善睡眠。安眠为治疗失眠的经验效穴。

并嘱其适当进行运动,作息规律,同时学习经络按摩操(见附录),重点做第1、2、6、7节,经过两个星期的调整,症状明显减轻,并能安睡到天亮。

4. 通血海,行气活血调月经

黄姓女生,因失恋而致月经不调,近半年来月经或提前或错后1～2周,经量或多或少,经色紫暗,有块,经行不畅,胸胁乳房作胀,少腹胀痛,时叹息,嗳气不舒,常觉喉中有痰,吐之不出,咽之不下,苔薄白根腻,脉弦。中医辨证:月经不调,证属肝郁痰阻,冲任失调,治拟疏肝化痰,调理冲任。按四海理论重点调理血海,针用平补平泻法,取穴:隐白、廉泉、上巨虚、下巨虚、关元、三阴交、丰隆。

方中首选"十三鬼穴"之隐白、廉泉,一为脾经井穴,调经理血有奇效,一为针对喉部症状之特效穴;选用血海所输注腧穴上下巨虚相配,加强理气活血之力;关元补肾培元,通调冲任;三阴交为足太阴脾经之穴,又是足三阴经之交会穴,能补脾胃、益肝肾、调气血;丰隆除湿化痰。诸穴共用达理气豁痰、活血调经之功。

并嘱其适当参加社交活动,同时学习经络按摩操(见附录),重点做第3、5、6、8节,经过一个月的治疗调整,喉部症状已经消失,而且本月月经按时来潮,往日伴随的症状也未出现。

笔者根据"四海"理论,结合临床经验,编撰了一套穴位按摩操,推荐给大家,经常练习,可以心胸开阔,气定神闲。

附录:根据四海理论编排的8节经穴按摩操

- 第一节,摩顶揉百会,清脑醒神
- 第二节,摩头拿安眠,减压助眠
- 第三节,摩臂通心经,宁心安神
- 第四节,摩胸点膻中,宽胸理气
- 第五节,摩胁舒章门,疏肝解郁
- 第六节,摩腹补关元,益肾培元
- 第七节,摩腿推胃经,健脾和胃
- 第八节,摩足按太冲,清肝泻火

1. 百会 Bǎihuì

【定位】在头部,当前发际正中直上5寸,或

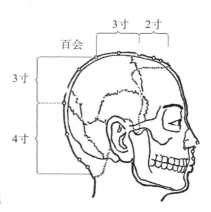

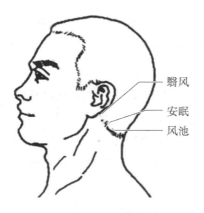

两耳尖连线的中点处。

【功效】清脑醒神

【操作】手掌心按摩头顶4×8拍,点按百会穴4×8拍,共8×8拍。

2. 安眠　Ānmián

【定位】在项部,当翳风穴和风池穴连线的中点。

【功效】减压助眠。

【操作】以指代梳,梳理头部两侧4×8拍,拇指按揉安眠穴4×8拍,共8×8拍。

3. 神门　Shénmén

【定位】在腕部,腕掌侧横纹尺侧端,尺侧腕屈肌腱的桡侧凹陷处。

【功效】宁心安神,补益心气。

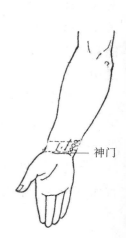

【操作】左手摸右前臂,食指和中指指腹分别放在心包经和心经上,上下来回按揉4×8拍,拇指点按神门穴4×8拍。左右手交替。共8×8拍。

4. 膻中　Dànzhōng

【定位】在胸部,当前正中线上,平第四肋间,两乳头连线的中点。

【功效】宽胸理气,宁心安神。

【操作】拇指按在两乳头连线中点的胸骨上,轻揉4×8拍。拇指指腹按揉膻中,手掌同时按揉胸部更佳。可左右手交替。

5. 章门　Zhāngmén

【定位】在侧腹部,当第十一肋游离端的下方。

【功效】疏肝理气。

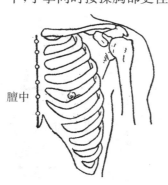

【操作】左手按揉右侧肋弓下缘,找到第十一肋骨的尖端,轻揉4×8拍,平躺在床上做更好,左右交替。共8×8拍。指尖按揉章门,手掌同时按揉胁肋部更佳。

6. 关元 Guānyuán

【定位】在下腹部,前正中线上,当脐中下3寸。

【主治】益肾培元。

【操作】手掌放小腹部,拇指点按关元穴,手掌同时按摩腹部,左右手交替,共8×8拍。

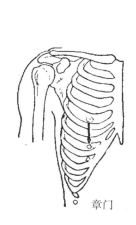
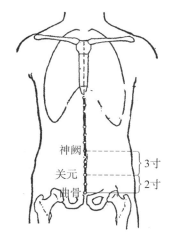

7. 足三里 Zúsānlǐ

【定位】在小腿前外侧,当犊鼻穴下3寸,距胫骨前缘一横指。

【功效】健脾和胃。

【操作】双手食指中指并拢,分别放在小腿胫骨前缘外侧,沿胃经路线上下来回按摩,4×8拍,拇指点按足三里穴,4×8拍。共8×8拍。左右手同时进行。

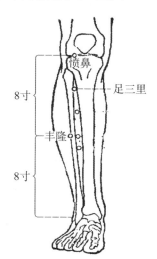
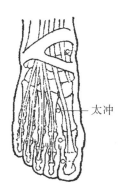

8. 太冲　Tàichōng

【定位】在足背侧,当第 1 跖骨间隙的后方凹陷处。

【功效】清肝泻火。

【操作】两手拇指指腹在足背第一第二脚趾间肝经路线上来回按摩 4×8 拍,两手拇指按压太冲穴 4×8 拍,共 8×8 拍。左右手同时进行。

七、小结

针灸、推拿对青少年、中学生以及大学生的心理障碍等治疗效果突出,并有以下特点:

1. 无不良反应

传统治疗精神疾病仅仅使用抗精神类西药治疗,对肝肾等器官的不良反应大,而针灸推拿,打通脏腑的经络经脉,使其全身的气血运行正常,进而调整大脑神经功能。

2. 无依赖性

传统纯西药治疗,患者不仅有依赖性,而且会感觉不适,一旦减药或停药,极可能使病情复发。

3. 性价比高

与传统技术相比,中医针灸推拿疗法见效迅速,治愈率高,轻度患者接受治疗 3 天即可见效,重度患者 7 天左右病情有明显的好转,一个月内头痛、失眠等症状基本恢复正常。在减少住院费用的同时,还可将治疗期缩短一半,大大减轻了患者的经济负担。

目前心理问题相对高发,但是临床心理咨询与心理治疗实践却是方法单调。为了改善心理治疗的现状,丰富完善心理治疗的方法,重新审视皇甫谧所著《针灸甲乙经》的精髓思想与治疗方法及其对心理治疗的意义,并将其精华引入现代心理治疗之中,利用针刺法、穴位按摩法等多种方法治疗或预防心理疾病的产生。同时,尝试针刺与音乐等多种方法相结合,在传承中创新,以提高心理疾病的治疗效果和水平。

纵观以上案例来看,育心,不仅仅从心着手,常见证型有心肝火旺,心肾不交,心脾两虚,但以肝郁气滞为多见,故临床治疗以疏肝理气为主,配以清心泻火,健脾和胃,交通心肾,运用针刺、艾灸、按摩穴位,通过经络作用于五脏六腑,达到疏经通络,理气活血,安神定志的效用。

（张海蒙）

参考文献

［1］皇甫谧.针灸甲乙经［M］.北京：中国医药科技出版社,2011.01.

［2］窦材.扁鹊心书［M］.北京：中医古籍出版社,1992.2.

［3］王执中.针灸资生经［M］.上海：上海科学技术出版社,1959.12.

［4］孙思邈.备急千金要方［M］.北京：中医古籍出版社,1999.8.

第四章

食疗育心

撰稿人◎文小平　陈少丽

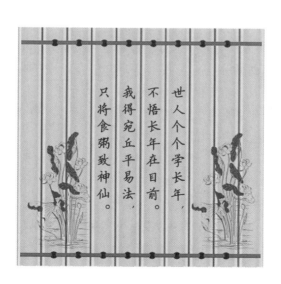

世人个个学长年，
不悟长年在目前。
我得宛丘平易法，
只将食粥致神仙。

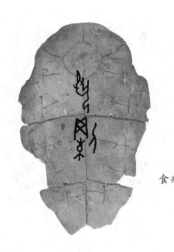

食疗

撰稿人介绍

　　文小平，上海中医药大学原方剂教研室主任，教授，博士生导师。兼任中华医学会方剂学分会副主任委员；世界药膳协会理事；上海电视台新闻综合频道顾问，星尚频道、教育频道特约专家。从事中医教学、临床、科研工作38年。获得"上海市育才奖""上海市教育系统巾帼建功标兵""上海市三八红旗手"等称号。

　　陈少丽，医学博士，上海中医药大学讲师。兼任世界药膳协会理事、上海市药膳食疗协会委员。从事中医方剂学和药膳学的教学、科研与临床工作。曾获第一届全国高等学校中药学类专业青年教学设计大赛（青年组）三等奖，第七届"中医药社杯"全国高等中医药院校青年教师教学基本功竞赛中医基础初中级组二等奖，"上海中医药大学金牌教师"等奖项。

中医药膳是在中医学理论指导下，将不同药物与食物进行合理组方配伍，采用传统和现代科技进行加工制作的特殊膳食，不仅具有独特的色、香、味、形、效，营养丰富，且具有保健、防病、治病等作用[1]。它既能果腹，满足人们对美味食品的追求，又能发挥保持人体健康、调节生理功能、增强体质、预防疾病、辅助治病及促进机体康复等重要作用。

一、中医药膳学的发展简史

药膳起源于我国远古时期，人类在最早的"茹毛饮血"时期，在为了生存而摄取食物的过程中，偶然发现某些食物在果腹的同时，还具有增强体力，减轻疾病症状或"治疗"疾病的作用。这标志着人类从被动的"偶然"寻求过渡到主动的有意识寻求阶段，正是这种"寻求"的本能和经验的积累，成为药膳食疗的起源。但是，在使用火之前，人普遍是疾病多而寿短。《礼含文嘉》记载："燧人氏始钻木取火，炮生为熟，令人无腹疾，有异于禽兽。"火的使用，使人类的饮食谱得到了根本变革，也为药膳的形成与发展开辟了全新的途径。除火之外，与药膳有密切关系的还有酒的应用。酒起源于上古禹的时代，《战国策》谓"帝女令仪狄作酒醪，禹尝之而美"，此处酒是指饮料；《素问·汤液醪醴论》云"上古圣人作汤液醪醴"，此处酒则是治病的药品。当"治药工"作为职业出现时，最早的依托就是酒。故《说文解字》说："酒，所以治病也""医之性，然得酒而使"。从酒的发明开始，就是医与食的混合体。可见随着酒的应用，药膳已经有了真正的发端。

商代宰相伊尹，曾著《汤液经》一书，记录了采取烹调方法，制药疗疾。《吕氏春秋·本味》篇记载伊尹论美味云："……调和之事，必以甘酸苦辛咸，先后多少，其齐甚微，皆有自起。""和之美者，阳朴之姜，招摇之桂。"可见仅调味其中就蕴含了很多的奥秘，如指出姜桂既是食物，又是药物；不仅是调味品，而且是温胃散寒的保健食品。故伊尹被尊称为食疗药膳之鼻祖。

《黄帝内经》这部古典医著，不仅是中医学理论的典籍，而且是药膳理论的奠基之作，它创立了食物五味的概念、与五脏相关的理论、食物五类的划分原则以及药膳配制的原则与禁忌,确定了药膳理论的基本轮廓。书中载有 13 方,内服方仅 10 首,属于药膳方剂就达 6 首之多。其中最典型的药膳如乌鲗骨丸,用于治疗血枯病。配方中有茜草、乌鲗、麻雀卵、鲍鱼。将前三味共研为丸,鲍鱼汤送下,真可谓美味佳肴。西汉名医淳于意最早应用药物与米谷煮粥治疗疾病,据《史记·扁鹊仓公列传》记载:齐王有疾,医家淳于意诊断后让齐王服"火齐粥",服后齐王病愈。东汉名医张仲景著成《伤寒杂病论》一书,在《金匮要略》中"禽兽鱼虫禁忌并治"和"果实菜谷禁忌并治"两个专篇,对"食禁"做了专门阐述,可作为饮食卫生的指导。例如,他说:"凡肉及肝,落地不着尘土者,不可食之。""肉中有朱点者,不可食之。""果子落地,经宿、虫蚁食之者,人大忌食之。"此外,仲景首创的桂枝汤、百合鸡子汤、当归生姜羊肉汤等药膳方剂流传千古,说明张氏已经认识到药借食力,食助药威的道理。

药膳发展到隋、唐时期,食疗的发展已经达到相当高的水平。唐代孟诜撰辑的《食疗本草》一书,是一部食疗专著,也被称为药膳学第一部专著。原书已佚,仅有残卷和佚文(散见于《证类本草》等书中)。据记载书中收集了当时有营养价值可供药膳用的药物 241 种,本书集唐以前药膳之大成,是一部研究食疗和营养学的重要文献。书中有很多属首次记载的食物、药物,如荞麦、绿豆、菠菜、白苣、胡荽、鲈鱼、鳜鱼、石首鱼等。唐代著名医学家孙思邈著《备急千金要方》,第 26 卷为食养食治专篇,论述了食疗之理,阐述五脏所宜忌等内容,明确提出了食疗的概念。卷首为序论,然后分果实、菜蔬、谷米、鸟兽并附虫鱼共五部分。孙氏说:"夫为医者,当须先洞晓病源,知其所犯,以食治之,食疗不愈,然后命药。"并指出"食能排邪而安脏腑,悦神爽志,以资血气。"而"药性刚烈,犹若御兵。"所以,"若是能用食平病,适情遣疾者,可谓良工,长年饵老之奇法,极养生之本也。"孙氏认为食治与药治同样重要,而且首推食疗,极大地推进了食疗、药膳的发展。孙氏列药膳方剂 17 首,其中的茯苓酥、杏仁酥,就是抗老延龄的著名药膳方剂。

宋、金、元时期是药膳全方面发展的时期。在这一时期内,出现了以药膳治疗老年病的专著,如陈直著的《养老奉亲书》,即是现存的早期老年病学,全书载方剂 231 首,其中药膳方剂达 162 首。对于老年人饮食起居、性情嗜好等论述颇为精当,尤以食治疗法为突出。如论述牛乳的食治作用,在"益气牛乳方"中说:"牛乳最宜老人,性平,补血脉,养心长肌肉,令人身体康强润泽,面目光悦,老不衰……此物胜肉远矣。"此书对于牛乳的适用范围、作用机制、不同剂型等有详细说明,对于普及牛乳的食治、食养作用显然具有很大贡献。我国药膳发展至此,从食疗、食治发展到食补，已成为防治老年病和抗老益寿的专门学科。宋代官修大型方书《圣济总录》，有药膳专论食治门。食治方中，有治疗诸风、伤寒后诸病，虚劳、吐血、消渴，腹痛，妇人血气、妊娠诸病，产后诸病，以及耳病、目病等 29 种病症，共载药膳方剂 285 首。在药膳制法和剂型上，都有新的突破，不仅有药粥、药羹、药素、药饼等不同剂型，而且还有酒、散、饮、汁、煎、饼、面等的制作方法。该书记载虚劳补益的薏苡饼方的制法为："取薏苡仁，热水淘，捣罗如做米粉法，以枣肉、乳汁拌和，作用如蒸饼大，依法蒸熟，随性食之。"元代宫廷御医忽思慧著《饮膳正要》一书，是一部药膳专著。书中收录了药膳菜肴 94 种，汤类 35 种，抗衰老药膳方剂 29 首；并详细介绍了各种肉、果、菜、香料的性味和功能。该书的主要价值，还在于它阐述了许多关于饮食营养与健康的关系，如饮食卫生、养生避忌、妊娠食忌、乳母食忌、饮酒避忌、四时所宜、五味偏走等，因此本书被称为我国第一部营养学专著，《饮膳正要》的刊行，标志着蒙古族传统饮食文化与中原汉民族、西部少数民族饮食文化的汇合交融。《饮膳正要》书中有关"蒸馏酒"的内容，则是最早的蒸馏酒——烧酒用于医疗保健的记载；膳食配方，多以羊肉为主料，推重羊肉的补益作用，如"羊肉粥治骨蒸久冷"。

明清时期，药膳食疗得到了更大的发展。《食物本草》是明代卓有功绩的药膳专著，本书特点之一就是对全国各地的著名泉水进行了较详细的考证介绍。朱橚所撰的《救荒本草》专门记载了人类用于救荒的食物范围，这是食疗学上的另一重大发现。李时珍著《本草纲目》一书，该书对中国药膳学的发展起着重要作用，它提供了水果、谷物、蔬菜达 300 多种，禽兽、介、虫达 400 条。书中饮食养生内容丰富，所载食物 397 种，每种再细分为果实、肉、根等各可食部位，则共计 695 味，分散记载于水部、草部、谷部、菜部、果部、木部、虫部、鳞部、介部、禽部、兽部、人部，其中谷 73 种，菜 105 种，果 127 种，虫、禽、兽 245 种，还有治疗 100 多种病症的饭、粥、粽、糕、饼等食疗方，集各家之所长，同时结合自己的思想，构成了完整的食养食疗理论体系，为后世食疗学的发展奠定了基础。李时珍特别推崇药粥养生，《本草纲目》关于粥的记载有 486 处，谷部专门设有粥篇，介绍粥食 63 种，将药粥细分补气、补血、健胃、清热、解表等将近 17 类。认为"每日起食粥一大碗，空腹虚，谷气便作，所补不细，又极柔腻，与肠胃相得，最为饮食之妙也""世间第一补人之物，乃粥也"以及"日食二合米，胜似参芪一大包"。还指出"大米、小米利小便，止烦渴，厚肠胃；糯米气，治脾胃虚寒之泻痢吐逆。"清代黄云鹄著《粥谱》，成书于光绪七年（1881 年），全书分《粥谱》《广粥谱》两部，前者是古代粥方的汇集，后者仅是荒年赈粥的资料简编，所以前者才是人们研究的重点。书中收载了粥方 247 个。这不仅是我国目前已知记载粥方最多的一份资料,而且是我国最早的一部药粥专著。本书将历载的药粥分为谷类、蔬类、木果类、植药类、卉药类、动物类等,简述了每一粥方的功用及主治。王士雄所撰《随息居饮食谱》虽仅一卷,但因其颇重食养,收载了很多药膳方,推动了药膳的发展。

近代以来,也有很多医家非常重视食疗药膳,因证施剂,灵活用膳,各随其宜而一意取效。如近代名医张锡纯非常重视食疗,应用广泛,疗效明显。在剂型上,也是不拘一格,灵活多变,有饮(汤)剂、粥剂、饼剂等;比较有名的药膳有薯蓣鸡子黄粥、益脾饼等。

纵观几千年的药膳发展历程,可以发现从药膳食疗的理论奠基,到药膳食物的广泛运用、食用理论的不断发展,最终在现代发展成一门相对独立的分支学科。故而,中医药膳一直是中华民族几千年来用以保健养生、预防疾病、辅助治疗疾病的膳食,也是中医药文化宝库中的瑰宝。一首小小的药膳不仅呈现构思的巧妙,将药隐于食中来调理脏腑气血功能,使脏腑合和,气血冲和,情志舒畅,从而达到保健、防病治病之目的;而且古代药膳中还蕴含着丰富的情感内容,传播着爱心、孝心等正能量,从而达到心身并治之目的。

二、古代药膳文化典故

1. 爱子

《后汉书·列女传》第七十四篇首次记载"药膳"二字[2]。

汉中程文矩妻者,同郡李法之姊也,字穆姜。有二男,而前妻四子。文矩为安众令,丧于官。四子以母非所生,憎毁日积,而穆姜慈爱温仁,抚字益隆,衣食资供皆兼倍所生。或谓母曰:"四子不孝甚矣,何不别居以远之?"对曰:"吾方以义相导,使其自迁善也。"及前妻长子兴遇疾困笃,母恻隐自然,亲调药膳,恩情笃密。兴疾久乃瘳,于是呼三弟谓曰:"继母慈仁,出自天受。吾兄弟不识恩养,禽兽其心。虽母道益隆,我曹过恶亦已深矣!"遂将三弟诣南郑狱,陈母之德,状己之过,乞就刑辟。县言之于郡,郡守表异其母,蠲除家徭,遣散四子,许以修革,自后训导愈明,并为良士。

从上述文字的记载中可见"药膳"二字承载了继母对继子的拳拳爱心,温暖人心。

2. 仁爱

东汉末年,名医张仲景告老还乡,走到家乡白河岸边,见很多穷苦百姓忍饥受寒,耳朵都冻烂了。他命弟子在南阳东关的一块空地上搭起医棚,架起大锅向穷人舍药治伤。药名叫"祛寒娇耳汤"[3],其做法是用羊肉、辣椒和一些祛寒药材在锅里煮熬,煮好后再把这些东西捞出来切碎,用面皮包成耳朵状的"娇耳",下锅煮熟后分给乞药的患者。每人两只娇耳,一碗汤。人们吃下祛寒汤后浑身发热,血液通畅,两耳变暖。吃了一段时间烂耳朵就好了。张仲景舍药一直持续到大年三十。大年初一,人们庆祝新年,也庆祝烂耳康复,就仿娇耳的样子做过年的食物,并在初一早上吃。人们称这种食物为"饺耳""饺子"或"扁食",在冬至和年初一吃,以纪念张仲景开棚舍药和治愈患者的日子。这既是饺子的由来,也承载了医者的仁爱、博爱之心。

明代陈实功的《外科正宗》[4]有方由茯苓、建莲、芡实、扁豆、薏米、山楂、麦芽、山药八味药组成,名八珍糕,用于治疗小儿脾胃虚弱、食少腹胀、面黄肌瘦、便溏泄泻等症,有健脾养胃、益气和中之功。和以米粉,制成条糕,每日清晨服食数条,百日后即可渐觉体健。后来此糕点成为清代宫廷秘制的长寿补益食品。据载慈禧太后因嗜食油腻肥甘,尤喜进食肥鸭等品而使脾胃过早受伤,中年即患泄泻,太医李德力主拟八珍糕进服,效果显著。从此,八珍糕竟成了慈禧最喜食的食品。不管有病无病,总要让御膳房为她做八珍糕食用。从八珍糕的由来及使用,我们可以看出古代医者的仁心仁术,临证之时不仅仔细辨证,而且充分考虑所针对的诊疗人群的特点,隐药于食,既达到治疗疾病的目的,又容易被患者所接受。

3. 孝亲

明代韩天爵《韩氏医通》[5]中记载:"三士人求治其亲,年高咳嗽,气逆痰痞。予不欲以病例,精思一汤,以为甘旨,名三子养亲汤,传梓四方。"有太史氏赞之曰:"夫三子者,出自老圃,其性度和平芬畅,善佐饮食奉养,使人亲有勿药之喜,是以仁者取焉。老吾老以及人之老,其利博矣!"

上文中记载有三位读书人来请韩天爵为他们的父母亲看病。老人年纪大了,咳嗽有痰,胸闷腹胀,纳食不香。韩天爵想这是老人常见的问题,所以,并不是简单的就病开方,而是仔细构思出一个有广泛适用性的方子来,即取菜园子里常见的萝卜的种子、紫苏的种子及芥菜的种子,放在一起做成汤,不仅口感容易接受,而且性味平和,又能起到治疗作用,这就是三子养亲汤。方中苏子能降气平喘止咳;老年人脾胃虚弱,运化乏力,萝卜子即莱菔子能消食除胀,降气化痰,促进老人的消化功能,胃口大开;白芥子能温化寒痰,老年人脏腑功能减退,阳气不足,容易内生寒湿痰浊,白芥子的辛散温通可化皮里膜外之寒痰,三药合用共达降气、化痰、消食之功。并且韩天爵对于三药的炮制、用法方面也特别讲究,三药"微炒、击碎",可防止辛散耗气,减少辛味对咽喉、肺胃的不良刺激,也有利于有效成分煎出。用法上每剂不过三钱,布包微煎,代茶频服,可使药力缓行。三味药都是植物的种子,既是食物又是药物,合在一起,化痰、止咳、消食,能够解决老年人的通病。该方处处可以体现医者的仁爱之心,方名三子养亲,意寓子女孝敬父母,成为千古良方。而韩天爵本人也是个孝子。韩天爵的父亲,是明朝一位重要的将领,常年领兵征战,环境恶劣,条件艰苦。久而久之,身体日渐衰弱,想辞官告老还乡,却未被朝廷允许,只能继续坚守岗位。韩天爵见父亲如此艰辛,遂放弃了自己的功名,苦研中医,随父出征,为父亲看病,侍奉汤药。其父去世后,韩天爵行医游历大江南北,名声大振。《韩氏医通》记载的都是韩天爵的医疗经验以及他为父亲、兄嫂治病的医案,书中充满了父慈子孝、兄友弟恭的亲情。韩天爵不但有一颗赤诚的孝心,更难能可贵的是他把这种孝心推而广之,老吾老以及人之老,力图让天下所有的父母都能受益,因此才会有三子养亲汤的广泛流传。

三、大学生育心药膳推荐

(一) 疏肝解郁类

现代大学生群体由于学业压力、社交因素、身体因素等多方面的影响,容易出现焦虑、紧张、抑郁等不良情绪。中医学认为肝为刚脏,性喜条达而恶抑郁,以血为本,以气为用。长期的精神紧张、心理压力过大等情绪会影响肝主疏泄的功能。肝气郁滞,又会引起人体脏腑气血功能失调,如气机郁滞,不通则痛,或郁而化火,内扰神明;或气阻津停,内生湿浊痰饮;或气滞血瘀,瘀血内停而成癥瘕积聚等。而脏腑气血功能失调,反过来又可加重肝气郁结,从而出现抑郁、焦虑等情志疾病,影响大学生身心健康。故而保持心情舒畅,条达肝气是大学生育心药膳之首选。

药膳介绍:

1. 青皮白鸭汤(《常见肝病药膳谱》)

【配料】青皮5g、陈皮5g、郁金9g、制香附9g、白芍9g、白鸭肉(去皮)500g、生姜5g、葱5g、盐3g。

【制法及用法】青皮、陈皮、郁金、香附、白芍装入纱布袋内,扎紧口;姜拍松,葱切段;鸭肉洗净,切4cm见方的块,放入炖锅内,加入清水800ml,放入药包、葱、姜。

武火烧沸,文火炖煮50分钟左右。每日2次,每次食鸭肉50g,喝汤200ml。

【功效】疏肝理气,补气养阴。

【应用】肝气郁滞之心情抑郁或易怒暴躁、胸胁脘腹胀满、巅顶作痛及女性月经前期乳房胀痛、小腹胀痛等症。

【方解】方中制香附、郁金均能疏肝解郁,行气活血止痛;青陈皮并用肝脾并治,理气行滞;白芍柔肝养血,与香附等疏肝理气药同用,则补肝体而助肝用。白鸭肉补气养阴,去皮之后不仅降低油脂含量,清爽可口;而且防止香附、郁金、青皮、陈皮之辛温燥烈耗气伤阴之弊。

【营养分析】去皮白鸭肉每100g的热量约为121kcal,其中含蛋白质约16.5g、脂肪7.5g、碳水化合物0.1g及钙11mg、磷1.45mg、铁4.1mg等,是高蛋白低脂肪的健康食物。

【使用注意】外感未清、脾虚便溏者禁食。

2. 决明子菊花粥(《药膳汤膳粥膳》)

【配料】决明子9g,菊花3g,大米50g。

【制法及用法】决明子、菊花煎药汁备用。锅内倒入洗净的大米,加入药汁小火熬煮至米熟粥成。佐餐食用。

【功效】清肝明目

【应用】肝火上炎证。目赤肿痛,脾气暴躁,大便秘结。

【方解】决明子善于清肝明目、润肠通便,菊花清肝泻火明目;大米甘平,调中和胃,除烦止渴。三种食材配伍泻火而不伐胃。

【营养分析】100g大米热量为346kcal,其中约含75%以上的淀粉,8%左右的蛋白质,0.5%~1%的脂肪,并含维生素、膳食纤维、微量元素及人体必需的氨基酸等。虽然大米碳水化合物含量较高,但能补充机体能量及促进肠道有益菌群增殖,预防便秘,故而也需要适量摄入,增强机体免疫功能。

【使用注意】痰湿中阻者忌用。

3. 三花橘皮茶(《中华临床药膳食疗学》)

【配料】玫瑰花、茉莉花、玳玳花、荷叶各60g,橘皮10g。

【制法及用法】上述诸品共研为细末,每次10g,开水冲泡15分钟即成。代茶频饮,每日1剂。

【功效】理气开郁,化痰利湿,消脂减肥。

【应用】主治肝脾气郁,痰湿内阻证。常见胸胁胀满、脘腹不舒、胀痛,痰白黏稠等症。

【方解】方中玫瑰花、茉莉花、玳玳花均为芳香浓烈之品,长于理气开郁、活血止痛,辟秽祛浊,是本方主料;荷叶芳香,健脾利湿,能导痰湿下行而具消脂减肥之效,为方中辅料;橘皮理气健脾,燥湿化痰,以助主辅料行气化痰。合用气顺津行,痰湿渐化。本品气味芳香,不仅制备、服用方便,而且保持原味,气香味爽,口感良好,易于接受。

【使用注意】阴虚内火重者忌用。

4. 薄荷柠檬茶

【配料】黄柠檬片10 g、鲜薄荷叶10 g、蜂蜜1 g。

【制法及用法】鲜薄荷叶洗净,揉碎,放入玻璃杯内,加入柠檬片,注入适量开水,兑入蜂蜜搅拌均匀,浸泡2分钟,趁热饮用。

【功效】疏肝解郁,健脾和胃,清利头目。

【应用】肝胃不和之两胁胀痛、胃脘不舒、头目胀痛。或风热感冒初起口渴、咽喉不利、头目昏晕胀痛者。

【方解】薄荷辛凉疏泄,能够疏散风热,同时具有疏肝解郁之功;薄荷叶富含挥发油,气味芳香,能够醒脾开胃,清利头目。柠檬甘、酸、凉,能够生津止渴,和胃化痰。

【使用注意】风寒外感忌用。阴虚胁痛者不宜。

(二) 养心安神类

有研究表明,大学生失眠中医证型中最为常见的是心脾两虚、肝郁脾虚及肝郁化火,约占总失眠率的70.1%[6]。可见大学生失眠影响的脏腑最核心的是心、肝、脾三脏。中医学认为心主藏神,脾藏意而主思,肝藏魂、血舍魂;大学生长期思虑、心理压力过大或脑力劳动过度,必将导致心、肝、脾功能受损,从而脾不运化,气血生化乏源;肝气郁滞,肝不藏血,血不舍魂;血不养心,心不藏神而出现心悸、失眠、头晕等症。长期睡眠障碍不仅使五脏六腑功能受损,而且容易出现暴躁易怒、焦虑、抑郁等不良情绪,从而影响大学生的身心健康。

药膳介绍:

1. 莲子鸡丁

【配料】鸡脯肉250 g、莲子30 g、远志6 g、鲜香菇10 g、绿豌豆20 g、胡萝卜20 g、花生油10 g,蛋清、生姜、葱及淀粉、盐、料酒适量。

【制法及用法】莲子冲洗干净，用热水余熟备用。远志用水煎煮取其汁液备用。鸡脯肉洗净，切丁，放碗内用鸡蛋清、淀粉、盐、料酒搅匀上浆。另取一碗加入料酒、淀粉、盐、水调汁；葱、姜切小丁，香菇、绿豌豆、胡萝卜洗净，香菇、胡萝卜切丁。热锅冷油，放入香菇、绿豌豆、胡萝卜煸炒至半熟，盛出备用；锅内放油，加入葱、姜爆香，入鸡丁煸炒，待半熟，放入香菇、四季豆、胡萝卜的半熟品及莲子共同翻炒至熟，将用远志汁液与淀粉调好的浆液倒入锅中翻炒，使汁均匀地挂在原料上即可。

【功效】健脾补肾，养心安神。

【应用】脾肾亏虚、心神不安证。见心烦失眠、眩晕健忘、食欲不振、消化不良、肢软无力、遗尿、遗精等症。

【方解】鸡肉甘温，有温中益气、补虚填精的功效，《神农本草经》中记载本品"补虚、温中"，后世医家多数认为食之能令人聪慧。莲子具有补脾止泻、止带、益肾涩精、养心安神之功效。远志辛苦而温，能开窍豁痰，交通心肾，宁心安神。香菇具有扶正补虚、健脾开胃之功。绿豌豆、胡萝卜均有健脾和中之效。合用则补脾益肾，脾气健运，气血生化有源，充养于心，心血足而神志安定；肾精足，上滋于心，心肾相交，心神安宁。久服可增强体质、益智延年。

【营养分析】100 鸡脯肉热量约 133 kcal，其中蛋白质约 19.4 g，脂肪 5.0 g，碳水化合物 2.5 g，并富含钙、磷、铁等微量元素及维生素 A 等。100 g 四季豆热量约 31 kcal，蛋白质约 2.0 g，脂肪 0.4 g，碳水化合物 5.7 g，膳食纤维 1.5 g，及维生素 A、C 及胡萝卜素等含量较高。100 g 胡萝卜热量约 39 kcal，蛋白质约 1 g，脂肪约 0.2 g，碳水化合物 8.8 g，膳食纤维 1.1 g，维生素 A 及胡萝卜素含量极高。100 g 鲜香菇中热量约 26 kcal，蛋白质约 2.2 g，脂肪 0.3 g，碳水化合物 5.2 g，膳食纤维 3.3 g，也富含多种微量元素。100 g 花生油热量约 900 kcal，其中脂肪 99.9 g。因此估算本道药膳的热量约 440 kcal，根据《中国居民膳食指南》(2016)的指导建议：轻体力劳动的健康成年人每天的能量摄入在 1 600～2 400 kcal 之间，平均每天摄入鱼、禽、蛋及瘦肉总量 120～200 g。可知本道药膳虽富含优质蛋白，但肉类总量超过一天的建议摄入量，总体热量也较高，故建议 3～4 人分食为宜。

【使用注意】内火重、大便秘结者慎用。

2. 猪心枣仁汤（《四川中药志》）

【配料】猪心 1 具、酸枣仁 15、茯神 15 g、远志 6 g。

【制法及用法】猪心剖开，洗净，置砂锅内，再将洗净打破的酸枣仁及洗净的茯神、远志一起放入锅内,加清水适量。先用武火烧沸,打去浮沫后,改用文火炖至猪心熟透即成。加盐少许调味,食猪心及汤。

【功效】补血调肝,养心安神。

【应用】心肝血虚之心悸、怔忡、失眠等症。

【方解】猪心甘咸平,功能补虚养心、安神定惊,是治疗心血不足之心悸、怔忡、自汗、不眠等症的食疗佳品。酸枣仁甘酸而平,能养心血、益肝血而宁心安神,适用于心肝血虚之失眠、惊悸等症。茯神善入心经,长于益心安神。远志宁心安神,又能交通心肾,适用于心神不宁、心悸失眠而有健忘者。诸药与猪心合用,增强养心血、益肝血、宁心神之功。

【营养分析】100 g 猪心热量为 119 kcal,其中蛋白质约 16.6 g,脂肪 5.3 g,碳水化合物约 1.1 g,并含有多种维生素,是富含蛋白质及各类微量营养素,有助于加强心肌营养,而且热量比较低的健康食品。

【使用注意】高血压、冠心病、高脂血症者慎用。

3. 龙眼百合小麦茶

【配料】龙眼肉 10 g、百合 10 g、小麦 30 g。

【制法及用法】将龙眼肉、百合以及小麦用开水冲泡后,代茶频饮。

【功效】健脾益气,养心安神。

【应用】心阴、心血不足之神志不安证。

【方解】龙眼肉甘温,归心、脾经,可益血安神,是治疗心脾两虚引起的心悸失眠、健忘多梦之良药。百合甘微寒,质润,入肺、心二经,具有润肺止咳、清心安神之效,为治疗虚烦不眠、心神不宁、低热不退、久咳久喘之要药。辅以小麦,微寒以养心阴而宁神除烦。合用则补心血、益心阴、安心神。

【使用注意】痰湿中阻、脘腹胀满者忌食。

4. 柏子仁茶

【配料】炒柏子仁 10 g、枸杞子 10 g、远志 3 g。

【制法及用法】沸水冲泡,代茶频饮。

【功效】养心安神,滋阴补肾。

【应用】阴血亏虚,心肾失调之精神恍惚,惊悸怔忡,夜寐多梦,健忘盗汗等症。

【方解】柏子仁甘平,功能养心安神、润肠通便,适用于阴血不足、心失所养之虚烦不眠、肠燥便秘症。枸杞子甘平,长于滋补肝肾精血,适用于肝肾不足之头晕目眩、腰膝酸软等症。远志宁心安神,又能交通心肾。三药合用滋补阴血,交通心肾,增强安神定志之功。

【使用注意】脾虚便溏者忌服。

(三) 益智健脑类

当代大学生熬夜现状令人担忧,长期熬夜或昼夜颠倒的生活方式,导致大脑的生物节律被打破,不少大学生出现精神衰弱、失眠等状况,严重影响大学生的日常学习,甚至会导致大学生心情焦虑等心理问题[7]。即长期的睡眠不足、生活不节律、经常熬夜、缺乏运动等不良的生活作息,必将耗气伤身。《素问·宣明五气篇》中云:"久视伤血,久卧伤气,久坐伤肉,久立伤骨,久行伤筋。"可见损伤积久,或伤肝肾精血,或伤脾肾阳气,导致气血阴阳损伤,而见精神恍惚、健忘失眠、记忆力减退等症。

药膳介绍:

1. 山药炒核桃仁

【配料】铁棍山药100g,水发木耳、西芹、彩椒、炸香核桃仁各40g,白芝麻少许。白糖6g,生抽、水淀粉、盐、食用油各适量。

【制法及用法】食材洗净,山药去皮切片,木耳、彩椒、西芹均切块。锅内注水烧开,加盐,将山药、木耳、彩椒、西芹焯水捞出。锅内放油,加白糖、核桃仁,炒后盛出,撒上白芝麻,拌匀。起油锅,倒入焯水食材,加生抽、盐、水淀粉炒匀,装盘,放上拌好的核桃仁即可。分两次食用。

【功效】滋肾养阴,补脾益肺,健脑益智。

【应用】脑力劳动太过导致头晕、健忘、失眠、乏力等症。

【方解】山药甘平,补脾养胃、生津润肺、益肾固精,长于治疗诸虚所致的食少、久泻不止、肾虚遗精等症。核桃仁补肾益精、纳气定喘、润肠通便,适用于肾虚之喘咳、腰膝酸痛及血枯津亏之肠燥便秘。木耳补气养血、润肺止咳、止血,适用于气虚血虚之肺虚久咳及各种出血证。芹菜具有清热平肝、祛风止痛之功,彩椒具有补血之功。诸食材搭配,肺、脾、肾同治,气血阴阳并补,共奏滋肾养阴,补脾益肺,健脑益智之功。

【营养分析】100g铁棍山药热量约55kcal,蛋白质约0.9g,脂肪0.1g,碳水化合物13.4g,膳食纤维0.8g,并富含多种维生素及微量元素。100g核桃仁热量约646kcal,蛋白质约14.9g,脂肪58.8g,碳水化合物19.1g。研究表明核桃中含有的微量元素锌和锰是脑垂体的重要成分,益于大脑的营养补充,有健脑益智的作用。100 g水发木耳热量约27 kcal,蛋白质1.5 g,脂肪0.2 g,碳水化合物6.0 g,膳食纤维2.6 g,钙34 mg,铁5.5 mg等,是补血之佳品,同时能够增强人体免疫功能。100 g西芹热量约17 kcal,蛋白质约0.6 g,脂肪0.1 g,碳水化合物4.8 g,膳食纤维2.2 g及多种微量元素。100 g彩椒热量约26 kcal,蛋白质1.3 g,脂肪0.2 g,碳水化合物6.4 g,膳食纤维3.3 g,维生素C 72 mg及多种维生素等营养素。本道药膳总热量约为350 kcal左右,从含有的营养成分来看,除核桃仁脂肪含量较高以外,其他食材均为低脂肪食物,且富含各种维生素与微量元素,能够促进新陈代谢、提高机体免疫机能。

【使用注意】痰湿重者忌食。

2. 远志黄芪蒸鹌鹑(《益智健脑药膳》)

【配料】远志6 g、黄芪10 g、鹌鹑200 g、料酒10 g、酱油10 g、白糖5 g、葱10 g、生姜5 g、盐2 g、芝麻油25 g。

【制法及用法】远志用100 g水煎煮25分钟,过滤、去渣,留药液备用。黄芪浸软,切薄片;鹌鹑宰杀后去毛、内脏及爪,每只切成4块;姜切片、葱切段。将远志药液、鹌鹑、料酒、黄芪、姜、葱、盐、白糖、酱油同放蒸杯中,加上汤800 g,武火蒸15分钟后淋上芝麻油即成。

【功效】补气养血,健脑益智。

【应用】适用于气血两虚、五脏虚损、脑力衰退者。

【方解】鹌鹑甘平,具有补中益气,强壮筋骨,止泻痢之功,适用于脾胃虚弱、泻痢等症。黄芪甘微温,具有补中益气,升阳固表之功,适用于肺脾气虚之乏力头晕、精神委顿、久泻脱肛等症。远志开心气而安神定志,又能交通心肾而强志不忘。合用则补脾和胃,益气养血而达健脑益智之功。

【营养分析】100 g鹌鹑热量约110 kcal,蛋白质约20.2 g,脂肪3.1 g,碳水化合物0.2 g,钙48 mg、镁20 mg、磷179 mg、硒11.7 μg等,是高蛋白、低脂肪、热量较低的食物。研究表明鹌鹑中丰富的卵磷脂、脑磷脂是高级神经活动不可或缺的营养物质,具有健脑的作用。

【使用注意】痰湿中阻者忌食。

3. 参苓百莲饮

【配料】白茯苓10 g、党参9 g、莲子15 g、百合10 g(鲜品加倍)、蜂蜜3 g。

【制法及用法】莲子、百合洗净,放砂锅内加水浸泡1小时。加入茯苓、党参大火煮沸,小火煮30分钟,调入蜂蜜,取汤代茶饮。

【功效】补脾益肾,健脑益智,强身健体。

【应用】脑力劳动太过导致头晕、健忘、失眠、乏力等症。

【方解】白茯苓甘淡而平,具有健脾利水、宁心安神之功;党参补中益气、养血生津;莲子补脾益肾,涩精止泻,养心安神;百合润肺止咳、清心安神。四药合用补气健脾,益肾固精而达健脑益智、强身健体之功。

【使用注意】大便秘结者慎食。

4. 枸杞桂圆茶

【配料】枸杞 15 g、桂圆肉 10 g。

【制法及用法】枸杞、桂圆肉洗净,去杂质,放入玻璃杯中,注入沸水,代茶频饮,亦可食枸杞、桂圆。

【功效】补肝肾,益气血,增智慧。

【应用】肝肾阴虚、气血不足所致的头晕、失眠、健忘等症。

【方解】枸杞甘平,擅长滋补肝肾精血;桂圆肉甘温,补益心脾,养血安神。两者合用,补肝肾、益气血,共达增智健脑之功。

【使用注意】痰湿重者禁服。

(四) 暖宫驱寒类

有研究表明女大学生痛经的检出率为 60% 左右,而影响痛经发生的危险因素有心理压力(个人压力、学业压力、消极生活事件压力,尤其是负性情绪影响最大)、经期吃生冷食物、饮食不规律[8,9]等。因此,女性痛经中肝气郁结、寒凝血瘀的证型是最为常见的类型。长期的精神压力过重会导致肝气郁结,气机疏泄失常,而情志不遂,则易气滞血瘀,不通则痛;过食生冷或饮食不节损伤脾胃阳气或影响脾胃运化水谷精微、水湿的功能,导致寒从中生或湿浊内生,寒湿俱为阴邪,在体内会阻碍阳气的宣通,导致寒凝血瘀而痛。最终致经期前后脾气急躁、乳房胀痛、痛经、月经不调等症状;而这些症状带给女性的不良体验,又会反过来加重心理压力,不仅影响女性身体健康,还会出现心理疾患。

药膳介绍:

1. 姜糖益母煮鸡蛋

【配料】生姜 10 g、红糖 10 g、益母草 15 g、鸡蛋 1 枚。

【制法及用法】生姜、益母草加水浸泡半小时,与鸡蛋同煮,蛋熟后去壳,再煮15 分钟,捞去益母草、生姜,加入红糖调汤,吃蛋饮汤。

【功效】温经散寒,活血祛瘀止痛。

【应用】寒凝血瘀之痛经,见少腹冷痛、月经色暗、夹有血块等症。

【方解】鸡蛋甘平,擅长滋阴润燥、养血安胎,适用于阴血亏虚之证。红糖甘温,功能补脾缓肝、活血散瘀,适用于月经不调、脘腹冷痛、外感风寒等证。益母草苦辛而微寒,活血祛瘀、调经止痛、利水消肿,常用于治疗妇女血瘀经产诸证,为妇科经产要药,固有"益母"之称。生姜辛温,长于温胃散寒、化痰止呕。诸药、食材合用之后,温经散寒、活血祛瘀、调经止痛之功益著。

【营养分析】100 g 鸡蛋热量约 144 kcal,蛋白质约 13.3 g,脂肪约 8.8 g,碳水化合物约 2.8 g,并富含钙、磷、铁及维生素等。鸡蛋是优质蛋白的来源,能提高机体免疫功能,但胆固醇含量偏高、每日食 1 枚为佳。100 g 红糖热量约 389 kcal,蛋白质约 0.7 g,脂肪约 0 g,碳水化合物 96.6 g,富含多种微量元素。

【使用注意】血糖高者、龋齿者忌食。

2. 当归生姜羊肉汤(《金匮要略》)

【配料】当归 9 g、生姜 15 g、羊肉 200 g,盐、黄酒、葱、胡椒粉适量。

【制法及用法】羊肉洗净,除去筋膜,切成小块,用开水汆过,沥干备用。生姜切薄片,锅内略炒片刻后倒入羊肉、黄酒微炒盛起。当归用纱布袋包好,与炒后的生姜、羊肉一并放入砂锅内,武火煮沸后,文火煲 1 小时即可。服用前适当加葱、盐、胡椒粉调味,吃肉喝汤。

【功效】温中补血,调经散寒。

【应用】血虚寒凝之月经不调、痛经、经量少、经期头痛等症。

【方解】羊肉为血肉有情之品,性温热,暖中补虚、补肾填精、开胃散寒除湿。当归补血调经、活血止痛,特点是补而不滞、行而不伤,是调经补血之要药。当归与羊肉相配,增强羊肉补虚温阳之功,使该方补血活血而止痛。生姜温散,助羊肉散寒暖胃,又可除羊肉之腥膻。三者合用活血养血、温中补虚、散寒而调经止痛。

【营养分析】100 g 羊肉热量约 203 kcal,蛋白质约 19.0 g,脂肪 14.1 g,碳水化合物为 0,胆固醇 92 mg、钾 232 mg、铁 3.2 mg、磷 146 mg、硒 32.2 μg 等多种营养物质。营养价值高,胆固醇含量较低,引发动脉硬化、肥胖的概率较低,且具有增强机体免疫功能,改善组织缺氧等作用。根据《中国居民膳食指南》(2016)指导意见,轻体力劳动者平均每天摄入鱼、禽、蛋及瘦肉的总量为 120~200 g,建议本道药膳分次食用。

【使用注意】阴虚有热、湿盛中满者不宜服食。

3. 二花红糖茶

【配料】月季花 3 g,玫瑰花 3 g,红糖 10 g,红茶 1 g。

【制法及用法】上四味加水 300 ml,煮沸 5 分钟后,分 3 次饭后服用。月经前 5 天起,每日 1 剂,至月经来潮止,可连续服用 3～4 个月经周期。

【功效】疏肝和胃,温经散寒,祛瘀止痛。

【应用】肝郁胃寒、气滞血瘀之脘腹冷痛、经行小腹疼痛、月经色暗、夹有血块等症。

【方解】月季花甘温,具有活血调经、消肿解毒的功效,常用于治疗月经不调、痛经等症。玫瑰花甘微苦而温,具有疏肝解郁,活血止痛之功,气味芳香又可醒脾和胃。红糖甘温,功能补脾缓急、活血散瘀,适用于月经不调、脘腹冷痛、外感风寒等证。红茶甘温,口感醇香,温中和胃。四味相合,疏肝和胃,温经散寒、祛瘀止痛。

【使用注意】肝经湿热或痰湿阻滞者忌服。

4. 姜桂茶

【配料】高良姜 3 g,肉桂 0.1 g。

【制法及用法】上述药物研碎后,沸水冲泡。代茶频饮,每日 1 剂,连服 5 天。

【功效】温经散寒,活血通脉,调经止痛。

【应用】寒凝血瘀之痛经。

【方解】高良姜辛热,入脾胃经,温中散寒而止痛,善治脘腹冷痛及胃寒呕吐等证。肉桂辛甘热,善入血分散除阴寒而达温通经脉止痛之功,常用于治疗寒凝血滞诸痛。

【使用注意】内火亢盛、湿热内盛者忌服。

(五) 调理肠胃类

《金匮要略》卷上脏腑经络先后病脉证第一条:"见肝之病,知肝传脾,当先实脾。"《素问·宣明五气论》篇云:"脾藏意。"意,其义有三[10,11]:一是记忆,二是思维,三是推测、意度。现代研究发现,胃肠道的肽类分泌细胞与脑内的肽类神经元在胚胎发育时共同起源于神经外胚层[12]。脑肠肽这一物质的发现表明,大脑和消化道之间在起源与功能上有密切关系,也为解释"脾藏意"的现代机制提供了有力的证据和线索[13]。《素问·阴阳应象大论》云脾"在志为思",此思属于情感之思。可见脾的功能正常与否与情志精神疾病的发生也密切相关。一旦思虑过度,气机郁结,则脾不能运化水谷精微,合污下降,形体失养,故而出现不思饮食、脘腹胀满、大便溏泄、四肢乏力或体虚便秘等症。土虚木乘,或子病及母则见情绪郁闷、心境低落而现焦虑、抑郁、失眠等症。"因思致病""因病致思"两者交互作用,形成恶性循环。

药膳介绍:

1. 薯蓣鸡子黄粥(《医学衷中参西录》)

【配料】干山药50 g,熟鸡蛋黄2枚,食盐少许。

【制法及用法】将山药捣碎研末,放入盛有凉开水的大碗内调成山药浆。山药浆倒入小锅内,用文火一边煮,一边不断用筷子搅拌。煮熟后再将熟鸡蛋黄捏碎,调入其中,稍煮一二沸,加食盐少许调味即成。每日3次,空腹食用。

【功效】补益脾胃,固肠止泻,养血安神。

【应用】脾虚久泻证。见食欲不振,肠滑不固,大便溏薄,或久泻不止等症。

【方解】薯蓣即山药,其味甘性平,不燥不腻,功能益气养阴,肺补肾兼顾,又有收涩之功,常用于肺脾肾气阴不足、下元不固之证。鸡蛋黄即鸡子黄,甘平,入心肾经,长于补气血、安五脏、健脾止泻。两味相配,不温不燥,既养气阴、安五脏,又能止泻痢。

【营养分析】100 g鸡蛋黄热量约328 kcal,蛋白质15.2 g,脂肪28.2 g,碳水化合物3.4 g,维生素A438 μgRE,维生素E5.1 mg,胆固醇1 510.0 mg,镁41.0 mg、钙112.0 mg,铁6.5 mg,锌3.8 mg,钾95 mg,磷240.0 mg,硒27 μg等。100 g干山药热量约327 kcal,蛋白质9.4 g,脂肪1.0 g,碳水化合物70.8 g,膳食纤维1.4 g,钙62 mg,钾269 mg,磷17 mg,钠104.2 mg,硒3.1 μg等。可见本道药膳营养丰富,且易于消化,是脾虚久泻之人及体虚患者的良好调补之品,可以久服。但鸡蛋黄胆固醇含量较高,不宜过量食用。

【使用注意】湿热内盛者忌服。高胆固醇血症、冠心病等患者慎服。

2. 牛髓膏(《医方类聚》引《寿域神方》)

【配料】党参、牛髓、杏仁、桃仁、山药各60 g,蜂蜜200 g,核桃仁90 g(另研)。

【制法及用法】将党参、杏仁、桃仁、山药、核桃肉研为细末备用。牛髓放入铁锅内,加热溶化,再加入蜂蜜熬炼,煮沸后去滓滤净,加入诸药末,用汤匙不断搅拌,至黄色为度,侯冷,瓷器盛之。每服5~10 g,空腹时细嚼。

【功效】益气补虚,润肠通便。

【应用】体虚肠燥证。见大便秘结、神疲乏力、肺虚咳嗽等症。

【方解】党参补中益气,补血生津,牛髓养精壮骨,据《神农本草经》记载牛髓油"主补中,填骨髓,久服增年"。山药健脾滋阴,桃仁、杏仁、核桃仁富含油脂,润肠通便,蜂蜜扶正润下。合用则扶正气、补虚损、润肠枯、通大便。

【营养分析】100 g核桃仁热量约646 kcal,蛋白质约14.9 g,脂肪58.8 g,碳水化合物19.1 g。研究表明核桃中含有的微量元素锌和锰是脑垂体的重要成分,益于大脑的营养补充,有健脑益智的作用。100 g干山药热量约327 kcal,蛋白质9.4 g,脂肪1.0 g,碳水化合物70.8 g,膳食纤维1.4 g,钙62 mg,钾269 mg,磷17 mg,钠104.2 mg,硒3.1 μg等。100 g蜂蜜热量约320 kcal,碳水化合物约78.9 g。

【使用注意】本膳富含动物脂肪与植物脂肪,体虚肠滑、脾虚气陷而泄泻者忌用。

3. 姜术枣茶

【配料】干姜30 g、炒白术60 g、鸡内金30 g、大枣2枚。

【制法及用法】干姜、炒白术、鸡内金共研细末。每次取3 g药粉,2枚大枣切碎,置保温杯中,加适量热水,加盖闷15分钟,代茶频饮。

【功效】温中散寒,健脾止泻。

【应用】脾胃虚寒,饮食减少、长期腹泻、消化不良者。

【方解】白术苦甘温,功能补气健脾,燥湿利水,固表止汗,炒用止泻力强;干姜辛热,温中散寒;鸡内金甘平,消食健胃;大枣甘温,补中益气,养血安神,缓和药性。四药相配,温补结合,脾胃得温则寒邪得散,脾胃健运则水湿得化,泄泻自止。

【使用注意】内火重者忌食。

4. 白术芍药茶

【配料】炒白术3 g、白芍药3 g、陈皮3 g、防风1 g。

【制法及用法】上述药材加水煎煮,取汁,分两次服用。

【功效】健脾疏肝止泻。

【应用】肝脾不和之泄泻。心情不舒则肠鸣腹痛、腹泻。

【方解】炒白术补脾益气,燥湿利水;白芍药柔肝缓急止痛。白术、白芍相合,补脾柔肝而止痛止泻。陈皮理气燥湿,醒脾和胃;防风辛散肝郁,香舒脾气,又能胜湿而止泻。四药配伍,补脾燥湿而止泻,柔肝理气而止痛,脾健肝柔,痛泻自止。

【使用注意】伤食痛泻者不宜。

综上所述,药膳运用得当,一者将药物与食物有效融为一体,既取药物之性,又用食物之味,食借药力,药助食功,相得益彰,而体健身康;二者于潜移默化之中协调五脏功能,使气血充和,心情愉悦。

(文小平　陈少丽)

参考文献

[1] 谢梦洲,朱天民.中医药膳学[M].北京:中国中医药出版社,2016,1.

[2] 范晔.后汉书[M].北京:中华书局,2016.

[3] 丁亚楠.《中国民间故事全书·河南卧龙卷》(节选)翻译实践报告[D].山东:青岛大学,2018,37.

[4] 陈实功.外科正宗[M].北京:人民卫生出版社,2020.

[5] 韩天爵.韩氏医通[M].北京:人民卫生出版社,1989.

[6] 薛爱珍,王君.大学生失眠症中医证型分布调查研究[J].浙江中西医结合杂志,2017,27(7):619-621.

[7] 武欣染,景涛,董晓毅.熬夜对大学生身心健康的影响及干预策略研究[J].哈尔滨体育学院学报,2020,38(1):93-96.

[8] 荆改丽.某高校女士痛经现状及其影响因素的研究[D].河南:郑州大学,2018,Ⅰ-Ⅲ.

[9] 李丽.兰州市女大学生痛经相关因素分析及疼痛干预效果研究[D].甘肃:甘肃中医药大学,2019,1-3.

[10] 王米渠.中医心理学[M].天津:天津科学技术出版社,1985:79-84.

[11] 潘燕军,谢静涛.试论脾藏意主思及思伤脾的研究进展[J].山西中医,2015,31(1):57-59.

[12] Pearse AGE. Embryology of the diffuse neuroendocrine system and its relationship to the common peptides [J]. Fed Proc, 1979(38):228-294.

[13] 谢静涛,王米渠.试论脾藏意主思的心理病理基础[J].湖南中医药大学学报,2008,28(4):10-12.

第五章

太极育心

撰稿人◎李　洁

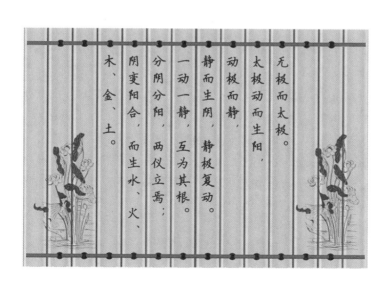

无极而太极。

太极动而生阳，

动极而静，

静而生阴，静极复动。

一动一静，互为其根。

分阴分阳，两仪立焉；

阴变阳合，而生水、火、

木、金、土。

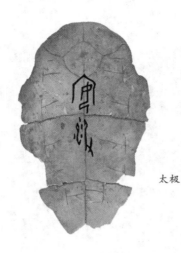

太极

撰稿人介绍

　　李洁，医学博士，上海中医药大学研究员。兼任世界医学气功学会学术委员会副主任委员，世界医学气功学会常务理事，中国医学气功学会常务委员，上海市健身气功协会副会长和学术委员会主任委员。WHO传统医学合作中心项目负责人，WHO《中医药术语标准》制定专家，国际中医药RCT报告统一规范制定专家。发表学术论文70余篇，出版专著、教材40余部。获首届中法文化交流"古恒奖"、世界医学气功学会"医学气功事业突出贡献奖"、全国中医药科学普及"金话筒"等奖项。

一、中华太极思想与中医药文化

太极,上承远古,是中国传统文化之根本。太极原为中国古代哲学用以说明世界本原的概念,是指天地未开、混沌未分阴阳之前的状态,后引申为世界万物产生、发展以及变化的状态与规律。太极思想与精神肇始于中华上古先民,开显于先秦的道家和儒家,后世成为中华文化的正统与根源。太极是中国传统文化的根源和标志,渗透在中国文化的各个方面。

太极思想是中华传统文化中哲学思辨的典型代表。"太极"一词,源自《周易·系辞》:"是故易有太极,是生两仪,两仪生四象,四象生八卦。八卦定凶吉,凶吉定大业。"太极乃宇宙本原,是先天。由先天太极而生后天阴阳天地,又由天地产生四时,再生出天、地、雷、风、水、火、山、泽的各种变化,生成宇宙万事万物。北宋周敦颐《太极图说》中说:"无极而太极。太极动而生阳,动极而静;静而生阴,静极复动。一动一静,互为其根。分阴分阳,两仪立焉,阴变阳合,而生水、火、木、金、土。五气顺布,四时行焉。五行,一阴阳也;阴阳,一太极也;太极,本无极也。五行之生也,各一其性。无极之真,二五之精,妙合而凝,乾道成男,坤道成女。二气交感,化生万物,万物生生,而变化无穷焉。"由此阐述无极而太极,太极而生天地阴阳,阴阳产生五行,阴阳五行变化产生宇宙万事万物。

传统中医药文化在中华太极思维基础上孕育而成。中医药是关注生命全周期、健康全过程的健康医学。在疾病预防方面,倡导"治未病";在疾病治疗方面,通过对"望闻问切",提出个性化治疗方案;在健康促进方面,强调顺应自然、形神共养,达到保养身体、减少疾病、增进健康、延年益寿的目的;在技术方法上有太极、导引、气功、按跷、针砭、药石、食疗、情志调摄等手段。其核心即是阴阳学说,传统中医基础理论认为阴平阳秘乃人体的正常生理状态,阴阳失和则造成人体的病理变化。故传统中医无论养生保健,还是预防治疗,调和阴阳为最要。《素问·生气通天论》曰:"阴平阳秘,精神乃治。阴阳离决,精气乃绝。"《素问·至真要大论》曰:"谨察阴阳所在而调之,以平为期。"都是阐述以期达到阴阳和谐的最佳健康生命状态。中国传统生命健康观注重整体观、追求天人合一。中医的整体观更是强调了人自身的身心和谐，人与社会的和谐，以及人与自然的和谐。先天太极和后天阴阳的辨证统一，构成了中华传统文化中的生命观。

中医学是"人"的学问，以研究"人"为中心。中医理论体系的特点主要是整体观、恒动观和辨证论治。其中整体观是强调人是一个有机整体，人与自然环境的统一性和人与人文环境的协调性；恒动观是万物动而无休止，人生恒于动，临床诊疗要以变应动；辨证论治是中医非常独特的诊疗模式，辨证就是将望、闻、问、切等四诊中收集的资料、症状和体征，在中医理论指导下，综合分析，去伪存真，辨清病因、性质、部位、发展阶段和邪正关系，做出全面判断。论治就是通过辨证的结果，选择和确定相应的理法方药。

祖国医学对心理现象的认识有众多独到的见解。目前学界较为认同的中医心理治疗学经历了远古至西周的萌芽期、春秋至战国的第一个黄金发展期、秦汉至隋唐的缓慢发展期、五代至元的第二个黄金发展期、明至清的普及发展期。

从远古至西周，"祝由"可视为这一时期最具特色的心理治疗方法，这一时期也是古代中医心理治疗的萌芽阶段。《素问·移精变气论》中有关于"祝由"最早的记载，"黄帝问曰：余闻古之治病，惟其移精变气，可祝由而已"。由此可见，在《内经》成书前就有"祝由"之法，以祝祷方法治疗疾病。或向神灵祝说病由，祈祷、求福，从而起到劝告、安慰患者的作用，使其心情平静，转移对疾病的注意力，增强战胜疾病的信心和勇气；或通过咒骂恶魔，认为可以驱赶病邪，获得平安，这种做法实际上是转移患者的注意力，起到暗示的作用。也是最为原始质朴的"扶正"和"祛邪"思想。

春秋战国是中医心理治疗思想的形成时期，同时也是中医心理治疗发展的第一个黄金时期。如《尚书》《左传》等经典史书中都有对中医心理治疗的记载。尤其《吕氏春秋》中载文挚以"怒胜思"而治愈齐王的案例，可视作是中医心理治疗情志相胜法临床运用的最早记录。

在此期间的《内经》形成了中医心理思想的雏形，奠定中医心理学根本基础。主要内容包括：①中医心理思想基础：《四气调神大论》《阴阳应象大论》论述了中医心理的阴阳整体论和形神合一论，《阴阳二十五人》《五运行大论》论述了中医心理的人格气质学说和水火五行论，《灵兰秘典论》论述了中医心理学的心主神明论，在《六节脏象论》《宣明五气论》中论述了中医心理的脏象五志论，《九宫八风》《举痛论》和《忧患无言》论述了四象八卦论和九气气机论等；②中医心理基本问题：《大惑论》《上古天真论》《宝命全形论》阐释了人的注意状态，《忧患无言》《刺志》涉及了情绪体验的内容，《大惑论》《上古天真论》涉及了安危应激方面的内容，《本神》《八止神明论》涉及了认知过程的内容，《本神》《刺志论》涉及了应对过程的内容；③中医临床心理思想：包括《血气形志论》《忧患无言》在心理病因病机方面的阐述，《征四失论疏五过论》《八正神明论》在心理诊断方面的阐述，《示从容论》《血气形志论》在心理辨证方面的阐述，《刺志论》《移精变气论》《刺禁论》在心理治疗方面的阐述，《癫狂》《气厥》《周痹》在心神疾病方面的阐述；④中医临床治疗问题：《癫狂》《气厥》《周痹》在这方面都有所论述。中医心理治疗方法也是《内经》中极为重要的内容，主要提供言语开导疗法、情志相胜疗法、激情刺激疗法、祝由疗法、气功吐纳疗法等中医基本的治疗方法，如《内经》中对中医心理治疗的基本原则和方法的初步确立也对后世中医心理治疗的发展产生了深远的影响。

秦汉至隋唐，中医心理治疗进入缓慢发展期，受到道家思想的影响，确立了心身临床辨证医学体系，并把心理现象作为辨证的重要依据。东汉的华佗、张仲景等著名医家都对心理治疗做了一定的探索。华佗重视心理因素在致病中的作用，提出了著名的"善医者，先医其心，而后医其身"的主张。《后汉书·华佗传》记载："有一郡守笃病久，佗以为盛怒则差，乃多受其货，而不加功。无何弃去，又留书骂之，太守果大怒，命人追杀佗，不及，因镇恚，吐黑血数升而愈。"张仲景著有《伤寒杂病论》，继承了《内经》"治未病"思想，强调心身同治，指出心理异常不仅受情志活动的影响，还与脏腑精气、邪气的盛衰密切相关，在辨证论治的方法中将一些心身异常现象作为辨证的依据，如在《金匮要略·奔豚气病脉证治第八》首条提出了奔豚气的病因为惊恐，"病有奔豚，有吐脓，有惊怖，有火邪，此四部病，皆从惊发得之。"

晋至隋，随着中医临床分科的发展，中医对个体身心发展有了更深入的认识。巢元方在其所著《诸病源候论》一书中以气机为核心阐释七情病机，《诸病源候论·鬼邪候》《诸病源候论·鬼魅候》中记载了情绪异常，语言障碍，发狂发癫的情况。巢氏根据病因病机，不以方药而选用导引术治疗忧思。如"结气病者，忧思所生也。心有所存，神有所止，气留而不行，故结于内。"其汤熨针石，别有正方，补养宣导，今附于后。养生方云：哭泣悲来，新哭记，不用即食，久成气病。养生方导引法云：坐，伸腰，举左手，仰其掌，却右臂，覆右手，以鼻内气，自极七息。息间，稍顿右手。除两臂背痛、结气。又云：端坐，伸腰，举左手，仰掌，以右手承右胁，以鼻内气，自极七息。除结气。又云：两手拓肘头，挂席，努肚上极势。待大闷始下，来去上下五七。去脊背体内疼，骨节急强，肚肠宿气。行忌太饱，不得用肚编也。

五代至元，中医心理学进入第二个黄金发展期。因为政局动荡，文化融合，医家重视心理治疗，发展《内经》理论，从不同角度探讨中医心理治疗。陈无择的《三因极一病证方论》让七情学说走向成熟,刘完素《素问玄机原病式》提出"五脏化热,从心立论",张从正《儒门事亲》为中医以情胜情法奠定基础,朱丹溪的《格致余论》《局方发挥》有"相火论""阳常有余,阴常不足"等阐述。

张从正《儒门事亲》记载以情志相胜"怒胜思"法治疗思虑过度导致的失眠。"一富家妇人,伤思虑过甚,二年不寐,无药可疗。其夫求戴人治之。"戴人曰:"两手脉俱缓,此脾受之也。脾主思故也。乃与其夫,以怒而激之。多取其财,饮酒数日,不处一法而去。其人大怒汗出,是夜困眠,如此者,八、九日不寤,自是而食进,脉得其平。"

朱丹溪在《格致余论》中记录老师张子和通过语言开导、劝慰等心理疗法结合食疗、药物治疗虚劳。"观罗先生治一病僧,黄瘦倦怠,罗公诊其病,因乃蜀人,出家时其母在堂,及游浙右经七年。忽一日,念母之心不可遏,欲归无腰缠,徒而朝夕西望而泣,以是得病。时僧二十五岁,罗令其隔壁泊宿,每日以牛肉、猪肚、甘肥等,煮糜烂与之。凡经半月余,且时以慰谕之言劳之。"又曰:"我与钞十锭作路费,我不望报,但欲救汝之死命尔! 察其形稍苏,与桃仁承气,一日三帖下之,皆是血块痰积方止。次日只与熟菜、稀粥,将息又半月,其人遂如故。又半月余,与钞十锭遂行。"

明至清是中医心理学的普及发展期,中医心理治疗研究更广泛对郁证有不同角度的探讨,重视心理因素在内科疾病发生、发展中的作用,将心理疗法应用到疾病的诊断和防治。张景岳的《类经》《景岳全书》对心主神明进一步阐述,阐发心理治疗理论。叶天士在《临证指南医案》中记录了精于中医情志治疗,记载大量心理疗法医案。结合情志因素讨论内科疾病的病机,强调情志对疾病的影响。在病案肝火中记录:"阙(十八),诵读吟咏。身虽静坐。而心神常动。凡五志之动皆阳。阳冒无制。清灵遂蒙。易旨以蒙乃外加之义……由乎肝胆厥怫逆起见矣。议从手经上焦治。"又记录咳嗽医案:"尤(氏)寡居烦劳。脉右搏左涩。气燥在上。血液暗亏。由思郁致五志烦煎。固非温热补涩之症。晨咳吐涎。姑从胃治……又本虚在下。情怀悒郁。则五志之阳。上熏为咳。固非实火。但久郁必气结血淍。延成干血劳病……当培肝肾之阴以治本。清养肺胃气热以理标。"

《吴鞠通医案》中记录一则噎食医案:三十五岁,酒客不戒于怒,致成噎食,其势已成,非急急离家,玩游山水,开怀畅遂,断不为功。盖无情草木,不能治有情之病。与进退黄连汤法。吴氏分析病情,此噎食之症以情志障碍为主,以游玩畅情志配合药物取效。

中医治疗心理疾病的理论基础,认为心理与天、地、自然、社会相关,是脏腑气机运动的产物。有形神合一论,认为形为神之体,神为形之主,形神合一乃成人;有心主神明论,认为心者君主之官神明出焉,心者五脏六腑之大主,主明则下安,主不明则十二官危;五脏神志论认为人有五脏化五气以生喜怒悲忧恐,心藏神,肺藏魄,肝藏魂,脾藏意,肾藏志;人格体质论认为有阴阳五态人,包括太阴之人、少阴之人、太阳之人、少阳之人和阴阳平和之人。

中医认为心理疾病的致病原因有自然因素、社会因素、七情因素和自身因素,致病机理是因先伤气机,继伤脏腑,因"百病生于气也,怒则气上,喜则气缓,悲则气消,恐则气下,寒则气收,炅则气泄,惊则气乱,劳则气耗,思则气结",故"夫百病之始生也……喜怒不节则伤脏……怒伤肝,喜伤心,思伤脾,忧伤肺,恐伤肾"。而在损伤脏腑的进程中,首先伤心,继损五脏六腑,因"心者,五脏六腑之大主也,精神之所舍也。""愁忧恐惧则伤心,心动则五脏六腑皆摇。"若脏腑损伤日久,就会耗伤精血,"暴乐暴苦,始乐后苦,皆伤精气,精气竭绝,形体毁沮。暴怒伤阴,暴喜伤阳。厥气上行,满脉去形。"

对于心理疾病的诊断也是通过望闻问切四诊合参,强调望神气,神气清朗,精力充沛,神色和调,光泽明润,神态自若,思维敏捷,动作矫健,"得神者昌,失神者亡。"重视问七情情况,包括起病经过,自觉症状,思维意识,情绪变动,生活环境等,"问起始,忧患饮食之失节,起居之过度。""闭户塞牖,系之病者,数问其情,以从其意。"同时,要把握人格特征,包括性格气质,身体素质,"凡人之惊恐恚劳动静,皆为变也。""诊病之道,观人勇怯,骨肉皮肤,能知其情。"

中医心理治疗原则以"扶正""祛邪"为要。具体的方法根据整体观角度,直接作用于情绪、作用于认知、作用于行为的直接正治、间接正治和反治多种方法。直接作用于情绪的直接正治法有情志相胜法、厌恶法、威言镇吓法;直接作用于认知的解释开导法,如思胜恐法、祝说病由法、释梦法、开导劝慰法;直接作用于行为的习见习闻法、应激法。间接正治中直接作用于情绪的修心怡情法,如艺术熏陶法、气功导引法、活动交际法;间接作用于认知的移精变气法;间接作用于行为的模仿法。反治法中有直接作用于情绪的顺情足欲法,直接作用于认知的以欺制欺法等。

中医心理治疗内容丰富,多以医案的形式散见于各种古籍之中,系统整理中医心理治疗思想,有利于心理治疗实现中国本土化。在不同的文化下会滋生出的各具特色的心理治疗的理论与方法,相互补充,现代心理治疗的发展才会更具活力。

太极育心相关诗词或医古文

《素问·灵兰秘典论》:

心者,君主之官,神明出焉。

主明则下安……主不明则十二官危。

《灵枢·口问》:悲哀愁忧则心动,心动则五脏六腑皆摇。

《类经》:忧动于心则肺应,思动于心则脾应,怒动于心则肝应,恐动于心则肾应,此所谓五志惟心所使也。

《三因极一病证方论·七气叙论》:喜伤心,其气散;怒伤肝,其气击;忧伤肺,其气聚;思伤脾,其气结;悲伤心胞,其气急;恐伤肾,其气怯;惊伤胆,其气乱。

二、案例解析与应对

案例导入

初诊(微信在线方式):2019 年 6 月 8 日,罗小姐,女,35 岁,某高校青年教师。2019 年 4 月因颈椎病发作,做针灸治疗时,因治疗期间,有不适感,呼叫医师未及时回应,受到惊吓,开始出现心悸、胸闷,呼吸不畅,极度疲乏,上午精神尚可,傍晚时分情绪低落,看东西不能集中精力。目前除一日三餐、洗漱等起床,均卧床状态。起身则头晕目眩,心率 140 次/分。入睡困难,易惊醒,再入睡困难。平素易受惊吓,多思虑,纳谷不馨,体重下降,二便尚调。末次月经 5 月 18 日,色红,量中,少量血块,经前有痛经,7 日净。舌淡红苔薄,边有齿印。检查各项生理指标、MRI 均正常,诊断惊恐症、抑郁、焦虑。

患者因受惊吓而产生一系列生理、心理症状。从治疗对象来看属于情志病,主要由心理、社会环境等因素引起的异常心理反应而导致的精神障碍,主要为应激相关障碍。情志病的病因主要有七情内伤、自身因素、社会因素、自然因素等。分析本患者情况:

1. 病因

七情因素主要因患者过度受到惊吓,伤及心胆,导致心理生理障碍。沈金鳌《杂病源流犀烛》指出"惊者,心与肝胃病也"。自身因素是因患者平素脏气虚弱,胆怯容易感到惊恐,此次受到外界刺激,导致气机失调,脏腑功能紊乱,导致疾病发生。

解析:"七情致病"是中医心理治疗的重要理论。有关七情内伤,陈言在《三因极一病证方论》中提出"七情者,喜、怒、忧、思、悲、恐、惊是也"。但"七情"本身并不致病,致病是七情过度,即强烈的情志变化。中医认为强烈持久的情志刺激,超过人体的生理和心理承受能力的时候,会导致脏腑气血阴阳失调而产生疾病。

有关自身因素,中医认为男女不同性别在生理上有着明显的差异,对情志刺激的反应也有所不同,精神心理因素在发病过程中起到重要影响作用。

本患者平素脏气虚弱,胆怯,容易感到惊恐,此次受到外界刺激,引起气机失调,脏腑功能紊乱,导致疾病发生。

综合分析情况,七情、自身等因素,是导致患者情志病发生的原因。

2. 病机

情志疾病的发病机制,主要是阴阳失和、气机失调、脏腑损伤、精血耗伤、神志异常。阴阳失和是疾病发生的基本病机,也是情志疾病的基本病机。而情志的异常会直接影响脏腑气机的正常运动,导致气机运行不畅,气机升降失常,气机紊乱。而脏腑精气是情志活动的生理基础,情志刺激会导致对脏腑的损伤,其中最为主要和首当其冲的是心,扰乱心神,影响心神的调节功能,从而干扰其他脏腑的正常运行。因为心为君主之官,神明出焉,情志异常通过影响心神的活动,进而影响其他脏腑的正常功能,导致心理生理疾病。本患者病机为阴阳失和,气机紊乱,心虚胆怯,肝郁脾虚。

3. 诊断

中医心理疾病的诊断通过望、闻、问、切四诊合参,进行综合分析,对患者做出正确的诊断。尤其要把握人是一个有机整体,身心一体,人与社会是一体,人与自然也是一体,需要综合起来进行考量。

本患者望诊:精神萎靡,除一日三餐、洗漱等起床,余皆卧床状态,目光黯然,面色㿠白,少光泽,形体瘦弱,舌淡红苔薄,边有齿印。闻诊:言语少气、低缓。问诊:平素脏气虚弱,喜静胆怯容易感到惊恐。刻下,心悸、胸闷,呼吸不畅,极度疲乏,上午精神尚可,傍晚时分情绪低落。看东西不能集中精力,目前除一日三餐、洗漱等起床,均卧床状态。起身则头晕目眩,心率 140 次/分。入睡困难,易惊醒,再入睡困难。平素易受惊吓,多思虑,纳谷不馨,体重下降,二便尚调。末次月经 5 月 18 日,色红,量中,少量血块,经前有痛经,7 日净。检查各项生理指标、MRI 均正常。切诊:(远程诊疗,无法切脉)。

4. 治疗

当时患者已经在当地医院的诊治下,开始服用血清素和镇静剂治疗。因联系上中医,故考虑接受中医相关的治疗,联合中药、传统功法干预,以及心理调适等方法,探索和实践符合中国本土文化的心理治疗思想和方式治疗。

本病例治疗过程中,采用中药、气功疗法、移精变气法等联合干预。

1)中药

汤剂:柴胡 12 g,黄芩 12 g,桂枝 12 g,制半夏 9 g,生龙骨 40 g,生牡蛎 40 g,茯苓 12 g,制大黄 6 g,生铁落 30 g,黄芪 30 g,桃仁 12 g,酸枣仁 12 g,三棱 12 g,莪术 12 g,川芎 12 g,葛根 12 g,夜交藤 12 g,合欢皮 12 g,飞琥珀 6 g(包煎),石菖蒲 12 g,天竺黄 12 g,瓜蒌皮 12 g,薤白 9 g,生晒参 7 g,生姜 4 片,红枣 6 枚。7 帖。

中成药:逍遥丸、归脾丸各 40 粒,入药同煎;天王补心丸每晚 28 粒,口服。

柴胡加龙骨牡蛎汤:出自《伤寒论》107:伤寒八九日,下之,胸满烦惊,小便不利,谵语,一身尽重,不可转侧者,柴胡加龙骨牡蛎汤主之。胸满,是一种感觉,如胸闷、抑郁;烦,是一组症状,如烦躁、睡眠障碍、注意力不集中、工作效率下降等;惊,为惊恐不安,为多噩梦,或为惊悸;一身尽重,不可转侧,为一种抑郁状态,如疲乏、身体不灵活,或行动迟缓,或意欲低下,或反应迟钝等;小便不利,是躯体症状的一种,或小便频数,但检查可无异常发现;谵语,可看作思维或语言障碍,也是一种精神障碍。本方可能是古代治疗恐惧症、抑郁症的常用方。该方能有效改善睡眠,消除恐惧不安等症状。方中大黄用于清火下瘀血。从本患者的症状表现来看,有胸满、烦、惊等相关症状,符合柴胡加龙骨牡蛎汤证,和解清热,镇惊安神。

瓜蒌薤白半夏汤:出自《金匮要略》第九篇第四条:胸痹不得卧,心痛彻背者,栝蒌薤白半夏汤主之。本方有行气解郁,通阳散结,祛痰宽胸的功效。

逍遥丸:具有疏肝健脾,养血调经。用于肝郁脾虚所致的郁闷不舒,胸胁胀痛,头晕目眩,食欲减退,月经不调。《金匮要略》第一篇第一条:见肝之病,知肝传脾,当先实脾。

归脾丸:具有益气补血,健脾养心之功效。主治心脾气血两虚证。心悸怔忡,健忘失眠,盗汗,体倦食少,面色萎黄,舌淡,苔薄白,脉细弱。

天王补心丸:为安神剂,有滋阴养血,补心安神之功效。主治心阴不足,心悸健忘,失眠多梦,大便干燥。

2)气功

三线放松功:每天午休和晚上临睡前,跟随三线放松功音频进行习练。

基本方法:做好功前准备,避免过于疲劳、烦躁,或环境嘈杂,选取站、坐、卧、行的任意一种姿势,先注意一个部位,然后默念"松"字,再注意次一个部位,再默念"松"字。从第一条线开始,循序而下,每完成一条线,在止息点轻轻意守一下。完

第六章

睡眠育心

撰稿人◎李兆健　冯蓓蕾

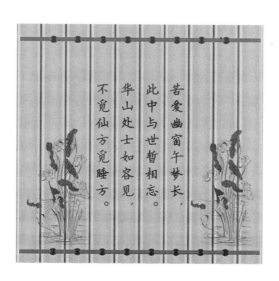

苦爱幽窗午梦长，
此中与世暂相忘。
华山处士如容见，
不觅仙方觅睡方。

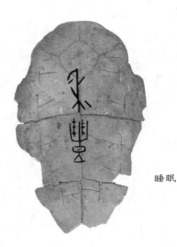

睡眠

撰稿人介绍

　　李兆健，研究员，执业医师，医学博士，气功学硕士，心理治疗师，心理咨询师。主要从事中医学、心理学和传统文化等方面的研究，自1995年起，从事心理咨询和心理治疗工作，探索并建立融合中西文化的心理治疗体系，并运用于临床实践。主要研究方向：儿童、青少年成长，亲子关系、人际关系、亲密关系，心理咨询师的个人成长和团体治疗等。

　　冯蓓蕾，上海中医药大学附属市中西医结合医院脑病科副主任，副主任医师，副教授，神志病专科学术带头人。兼任中华中医药学会神志病分会第四届常务委员，上海市中西医结合学会心身专业委员会第三届副主任委员等。曾获上海市住院医师规范化培养"优秀"带教老师。临床工作已28载，致力于中医神志基础和临床研究20多年。

俗语历来就有"日求三餐,夜求一宿"的说法,在睡眠、饮食、排便这人类的三大基本生理需求中,睡眠排在首位,它的重要性不言而喻。

睡眠是人类一生中最重要的需求之一,占据人类 1/3 的生命时间,是一种自发且可逆的静息状态。人类通过良好的睡眠以获得精力和体力的恢复,从而进行正常的社会活动。

一、睡眠的机制

(一) 现代科学的认识

人类睡眠是自然的生物节律现象,它与大自然的昼夜变化相一致,"日出而作,日落而息",其本质是一种生理韵律,是人类在长期进化过程中形成的、与宇宙自然昼夜周期同步的生命活动,周而复始形成了"觉醒—睡眠"的周期性节律变化。

睡眠是生存的需要,是维护健康和体力的基础,可以让我们在第二天保持清醒的头脑,旺盛的精力。

1. 睡眠的作用

(1) 积蓄能量,恢复体力。

睡眠中人体的代谢处于低水平状态,所以睡眠是消除疲劳,恢复体力的主要方式。在剧烈活动后或身体状态不佳时,好好睡个觉,体力就会很快恢复,重新又能精神抖擞了。

(2) 提高免疫力,防病治病。

人体是高水平自治系统,具有良好的自我康复能力。当病原体侵袭人体时,人体免疫系统随之启动,通过免疫反应清除致病因子。保持充足、规律的睡眠,可以提高人体免疫力。睡眠还可以增加人体组织细胞的自我康复速度,既可预防疾病的发生,也能在患病时促使病情减轻,加速康复,所以临床上常将睡眠作为一种治疗手段。

（3）促进生长发育。

睡眠与儿童的生长发育密切相关，缺乏睡眠的儿童，大脑分泌的生长激素明显不足，直接导致生长发育迟缓。婴幼儿和青少年的骨骼、肌肉、结缔组织、器官等生长发育与其生长激素的分泌有重要关系，生长激素的分泌有其特定的节律，即在人睡着后才能产生，深睡眠1小时后逐渐达到分泌高峰，一般其分泌顶峰时期在22时至凌晨1时，因此儿童、青少年必须保证早睡且睡眠时间足够。

（4）促进智力发展，提高工作效率。

睡眠时，能清除大脑的一部分垃圾，大脑整合白天的信息，过滤掉无用信息。个体的工作效率、反应的灵敏程度、记忆能力、思维能力由睡眠时间和睡眠质量决定，特别是幼儿和小学生，其智商水平与是否睡眠充足直接相关。

（5）养颜美容。

睡眠过程中人体皮肤中毛细血管循环增多，其分泌、清除过程加强，皮肤再生加快，充足的睡眠有美容功效。

（6）心理平衡。

良好的睡眠除了能缓解白天的压力、烦恼，对于调节精神系统、平衡人的心理状态也具有重要的意义。白天时，脑细胞活动活跃，释放5-羟色胺、乙酰胆碱、去甲肾上腺素等神经递质，这些递质必须维持一定浓度，过高过低都会引起大脑异常反应，睡眠时，分解白天释放过多的某些递质，将神经递质维持在正常水平。

（7）延年益寿。

人在睡眠中身体所有生理活动减缓，处于恢复和积累能量的过程。长时间睡眠不足，会导致免疫力下降，神经系统功能紊乱，加速衰老和死亡。研究证实每晚平均睡眠时间7～8小时的人寿命最长，超过或低于这个平均数程度越大，死亡年龄越小，健康长寿者大多有一个良好的睡眠，可见适度的、良好睡眠的确能够延缓衰老。

2. 睡眠的分类

医学上将睡眠分为主动睡眠和被动睡眠。主动睡眠指由于大脑皮层细胞受到的刺激过久、过多，或者是单调的重复刺激，使大脑皮层细胞内的兴奋活动变为抑制而出现的睡眠；被动睡眠是由于大脑皮层细胞得不到由网状结构激活系统传来的兴奋冲动，使大脑皮层细胞被动发生抑制而产生的睡眠。

睡眠中会出现正相睡眠、异相睡眠两种状态，正常人在夜间8小时睡眠中，正相睡眠和异相睡眠循环交替3～4次。

正相睡眠,指在睡眠中不伴有眼球快速运动的睡眠(nonrapid-eye-movement sleep,NREM),也称为慢波睡眠、慢性睡眠、同步睡眠、安静睡眠。正相睡眠时,人的呼吸变浅、变慢、均匀,心律变慢,血压下降,全身肌肉松弛,但保持一定紧张度。根据睡眠的深度,将正相睡眠分为思睡、浅睡、中睡、深睡4个阶段,或称为Ⅰ期、Ⅱ期、Ⅲ期、Ⅳ期。这4个阶段循序进行,但可因某种因素的影响而停留在某一阶段。

异相睡眠,则是在睡眠中伴有眼球快速运动的睡眠(rapid-eye-movement sleep,REM),因为梦境多出现在这个阶段,也称为快波睡眠、快性睡眠、非同步睡眠、不安静睡眠。异相睡眠时人体的感觉功能比正相睡眠时进一步减退,肌肉更加松弛,肌腱反射随之消失,血压较正相睡眠时升高,呼吸稍快且不规则,体温、心律较前阶段升高,身体部分肌肉群可出现轻微的抽动。异相睡眠时,体内各种代谢功能明显增加,以保证脑组织蛋白的合成和消耗物质的补充,使神经系统正常发育,并为第二天的活动积蓄能量。

正常人入睡时,随着睡眠的加深,经历了第Ⅰ~Ⅳ期正相睡眠(脑电图上称为慢波睡眠),呼吸、脉搏均匀,肌张力保持,面部无肌肉活动,通常无梦。正相睡眠(NREM)经历70~100分钟,睡眠从第Ⅰ期进入第Ⅳ期,很快便又回到第Ⅲ期、第Ⅱ期,由此转入异相睡眠(脑电图上称为快波睡眠)。异相睡眠(REM)是较正相睡眠更为深层的睡眠,亦称为深睡睡眠,但脑电活动的特征却与清醒时非常相似,脑电图波形呈现低幅快波形式,眼电显著增强,肌电明显减弱,肌肉完全松弛,伴随出现50~60次/分的眼球快速转动,历时10~30分钟,睡眠完成一个周期。之后,又转回正相睡眠,经第Ⅱ期、第Ⅲ期、第Ⅳ期,第二次进入异相睡眠(快波睡波),如此循环4~6个周期,结束一个晚上的睡眠。在下半夜正相睡眠第Ⅳ期逐渐减少或消失,异相睡眠时间增加。

睡眠时先进入正相睡眠,正相睡眠与异相睡眠大约90分钟变换一次,正相睡眠时间占整个睡眠期的75%~80%,期中Ⅰ期占2%~5%,Ⅱ期45%~55%,Ⅲ期3%~8%,Ⅳ期10%~15%。睡后醒觉时间不应该超过总睡眠时间的5%。

3. 睡眠的机制

对睡眠的机制研究众说纷纭,有生物钟学说、巴普洛夫睡眠学说、睡眠中枢学说、神经调节学说、网状结构上行抑制学说、睡眠素学说、睡眠因子学说、褪黑素学说、基因调控等多种理论,均未得到公认外。有专家综合上述理论认为睡眠应该是主动睡眠和被动睡眠的协调统一,以大脑睡眠中枢为基础,网状结构(神经系统)为传导,体液因子为动力,这三方面的协调与人的生物钟节律密切相关,由此形成了人类睡眠与觉醒的自然规律,这种自然规律又受人类基因控制,基因的形成与控制则是大自然和人类共同进化的结果。

(二) 中医学的睡眠机制

2000多年前的中医经典《黄帝内经》中就有对睡眠的论述与记载,中医学认为睡眠—清醒是人体寤与寐之间阴阳、动静对立统一的功能状态,并运用阴阳变化、营卫运行、心神活动来解释睡眠过程,形成了独具特色的睡眠理论[1]。

1. 阴阳睡眠理论

自然界处于阴阳消长变化中,最突出的表现就是昼夜交替出现。昼属阳,夜属阴,与之相应人体阴阳之气也随昼夜而消长变化,"平旦至日中,天之阳,阳中之阳也;日中至黄昏,天之阳,阳中之阴也;合夜至鸡鸣,天之阴,阴中之阴也;鸡鸣至平旦,天之阴,阴中之阳也。故人亦应之。"(《素问·金匮真言论》)于是就有了寤和寐的交替。寤属阳为阳气所主,寐属阴为阴气所主,"阳入于阴则寐,阳出于阴则寤"(吴瑭《温病条辨·下焦》)。人的睡眠(阴)与醒觉(阳)的交替循环,是人的生命活动中最显著、最典型的阴阳节律之一。

睡眠与觉醒是阴阳变化的入与出、静与动、息与作的两种机能状态,阴阳二者对立统一,交替进行。这样人们就有作有息,有劳有逸,有张有弛,即所谓"一阴一阳谓之道",一昼一夜的作与眠,来维持正常个体基本的生命活动[2]。

2. 营卫运行睡眠理论

"天周二十八宿,房昴为纬,虚张为经。是故房至毕为阳,昴至心为阴。阳主昼,阴主夜"(《灵枢·卫气行》),这是昼夜交替的天文学原理,而人体卫气与之相应出入,"人受气于谷,谷入于胃,以传于肺,五脏六腑皆以受气,其清者为营,浊者为卫。营在脉中,卫在脉外,营周不休,五十而复大会,阴阳相贯,如环无端。卫气行于阴二十五度,行于阳二十五度,分为昼夜,故气至阳而起,至阴而止"(《灵枢·营卫生会》),"壮者之气血盛,其肌肉滑,气道通,营卫之行,不失其常,故昼精而夜瞑。"人体营卫二气的协调运行产生了正常的睡眠,通过卫气与营气的协调配合,共同主导平人(正常人)白昼醒而作、黑夜睡而眠的正常作息规律,睡眠是"营卫协调"作用的结果。《灵枢·口问》云:"卫气昼日行于阳,夜半行于阴,阴者主夜,夜者主卧……阳气尽,阴气盛,则目瞑;阴气尽而阳气盛,则寤矣。"《灵枢·大惑论》也云:"夫卫气者,昼日常行于阳,夜行于阴,故阳气尽则卧,阴气尽则寤。"《灵枢·卫气行》又曰："阳主昼,阴主夜。故卫气之行,一日一夜五十周于身,昼日行于阳二十五周,夜行于阴二十五周,周于五脏。"营卫二气有规律的运行,卫气昼行于阳,夜行于阴,行于阳则寤,行于阴则寐,从而产生人体有规律的正常睡眠周期。所以《灵枢·天年》说："营卫之行,不失其常,故昼精而夜瞑。"由于卫气有振奋神气的作用,所以当卫气行于阳分时,人的精力旺盛;当卫气行于阴分时,则表现为精神倦困,而能目瞑安睡。

《灵枢·营卫生会》又曰："其营气衰少而卫气内伐,故昼不精,夜不瞑。"指出营气衰少则卫气内伐,即营卫运行失调可以引起睡眠异常而出现白天精力不充沛,夜晚不能寐,或睡眠障碍等。

阴阳跷脉受营卫的影响参与睡眠调节。《灵枢·寒热病》:"阳跷阴跷,阴阳相交。阳入阴,阴出阳,交于目锐眦。阳气盛则瞋目,阴气盛则瞑目。"当卫气昼从足太阳膀胱经开始行于诸阳经时,阳跷脉渐盛,故目开而寤;当卫气夜从足少阴肾经开始行于诸阴经时,阴跷脉气盛,故目合而寐。跷脉经气之盛衰决定着人的觉醒与睡眠,并通过其主目之开合的功能来体现这种寤寐的生理状态,这种调节作用与卫气的正常运行是分不开的[3]。

3. 神主睡眠理论

睡眠不仅是生理过程,而且也是心理过程。人有神魂魄意志,神与睡眠关系最为密切,《景岳全书·不寐》曰："寐本于阴,神其主也,神安则寐,神不安则不寐。"睡眠和觉醒均受到心神的主宰,神安则寐,神动则寤。形体的动静受心神的指使,寐与寤以心神为主宰。一方面,神受阴阳出入的影响,阳气入于里则神安而入睡,阳气出于表则神动而苏醒;另一方面,神又能控制和影响阴阳出入,营卫运行。人由于某种需要,可以抑制睡意而连续数日不寐,正是"神动则寤",阳气得出的道理。由于睡眠受心神的支配,人们常因主观意志需要来改变睡眠节律。

睡眠的阴阳说是中医睡眠理论的总纲领,揭示了睡眠与醒觉的基本原理;卫气运行说是阴阳说的具体化,揭示了睡眠的运动本质;而神主说则突出了中医的整体睡眠观,揭示了睡眠是人体整体的生命活动形式[1]。

(三) 影响睡眠的因素

影响睡眠的因素既有外因,也有内因。外因指睡眠环境、卧具(床垫、枕头等)、季节和气温变迁诸因素,内因则有睡眠习惯、身体状况、情绪等因素。

中医学还将不寐(睡眠障碍)的原因归为以下几种:

（1）营卫有病，营卫运行失和，导致不寐。

（2）火热为患，上扰心神，或痰火内扰，心神失宁，或心肾不交，肾火上炎，或五脏阴亏，神明失养。

（3）饮食不节、七情所伤、劳倦过度及病后体虚所致。

二、睡眠与梦

梦伴随睡眠而来，睡眠中人人都在做梦。

根据研究证实，人类做梦是一个普遍的现象，而且梦的数量相当恒定。人入睡后进入大约 90 分钟的正相睡眠，然后出现异相睡眠，梦正发生在此期，持续 5～10 分钟，再次转入 90 分钟左右的正相睡眠，持续时间逐渐变长，每晚平均出现 5 次异相睡眠（因梦多出现在此，故又称之为"梦睡眠"），最后一次长达 30～50 分钟。如果从"梦睡梦"（异相睡眠）中醒来，人就会感觉到在做梦，如果从正相睡眠（无梦或梦少）中醒来，则不会觉得自己在做梦。

（一）梦产生的原因

弗洛伊德在《梦的解析》中认为外部感觉刺激、内部（主观的）感觉刺激、内部（机体）刺激、纯粹精神来源的刺激是产生梦的原因。当代研究认为梦境的原因是极为复杂的，除上述原因外，还可能是白天心理活动的继续、过去记忆的重现和潜意识的运作。

每一个做梦的人都是独特的、现实的和社会性的个体。梦是个体在睡眠过程中发生的，属于个体潜意识的活动。荣格将个体潜意识划分为两大部分，一部分是集体潜意识，是个体在群体生活中通过耳濡目染和潜移默化获得的经验，是不同个体间具有的共性东西，这部分经验所构成的梦象，一般也具有普遍的意义；另一部分是纯粹的个体潜意识，是个体在自己特殊的生活实践和生命经历中获得的经验，完全是个性的东西。因此，梦对于每个人来说都具有特定的意义，与个体的人格特质、生活经历、生活风格等密切相关，是以躯体的生理状况为基础，个人精神心理为背景的呈现。

研究证实梦的产生是必然的，一旦梦被剥夺，人就会出现许多不适的感觉，不仅影响人的脑功能恢复，不利于中枢神经系统的生长发育，同时还扰乱了人在梦中的警戒状态，破坏了精神系统平衡的调节过程，对大脑功能与创造潜力造成了损害。

（二）梦的作用

阿德勒认为梦只是激发感觉的方式和工具，梦是人的情绪的舞台，梦境所表现情绪的好坏，将会影响早晨起床时的情绪。现有研究证实，梦以两种方式表达情绪，一种是浅进式，梦境由一个转到另一个，即使从坏事开头，做梦者最后总能取得胜利；另一种是重复式，梦境也由一个转到另一个，但梦境都有某种相似性，总是摆脱不了不愉快的结局。渐进式的梦都是好情绪梦，重复式的梦是坏情绪的梦。梦的情绪感觉不仅影响着第二天的生活、学习和工作，还对身心健康起着诸多的调节作用。

1. 保护睡眠

人们常常认为睡眠时多梦，会影响大脑休息，不利于睡眠。日本山梨大学的研究成果认为梦能保护睡眠，只有睡眠质量提高才能保证身体健康长寿。做梦者在梦中不断调整自己，使外界的刺激变成知觉编入梦的具体情节之中，在梦中做梦者受到的刺激得到回应，于是得以继续睡眠。梦以这种方式来保证我们的睡眠不被干扰。

2. 平衡心理

弗洛伊德认为梦是潜在愿望的满足，这在一定程度上缓解了现实中愿望未能满足带来的心理压力。荣格则认为梦的心理意义在于补偿，潜意识通过梦指出或补充意识活动的不足，使精神活动更为完善、充实，使整个心理功能趋于稳定。可见梦对于调节心理平衡以及维持心身健康都具有重要的作用。

梦可以在两个方面调节心理，第一个方面是觉醒时紧张的心理活动，经过梦中的松弛得到缓解，可以在第二天开始新的紧张心理活动；第二个方面是觉醒时的某些欲望不能达到满足，内心深处十分苦恼、郁闷，梦中实现了这些欲望，可以缓解欲望的程度，促进心理平衡。所以尼采才有"梦是白天失却的快乐与美德的补偿"一说。梦的这种心理调节作用，促成意识与潜意识之间的平衡。这种调节功能，不仅在健康者身上极为明显，而且在一些病患者的病情发展中也起着重要的作用。

3. 增强记忆

做梦可以锻炼大脑的功能，人脑中的部分细胞在醒着的时候不起什么大的作用，在睡着后，这些脑细胞却呈现兴奋状态，来完善其功能。长期以来，人们认为做梦无益于记忆，但近些年来对睡眠的研究表明，做梦能增强记忆。实验证明剥夺有梦睡眠就像电休克一样,不仅影响短时间记忆,同时对长时间记忆也会产生不良影响,因此,人在紧张的学习过程中,有梦睡眠的比例会明显地增高。在清醒和学习时大脑十分活跃的部分,在进入睡眠后仍在紧张地工作,而且觉醒后,能比入睡前更好地完成刚才学习的事情。做梦时,大脑会分泌一种特殊的蛋白质,来整合加工白天接收的信息,把临时记忆转化成永久记忆。脑力劳动者往往多梦,因为白天用脑多,睡眠时,需要清理的垃圾多,需要转化和储存的内容也多。

众多的案例证明做梦还能促进人的发明创造、设计等开创性的工作,甚至有预示未来的作用。

(三) 梦与健康

梦与人的身心健康密切相关。梦不仅是睡眠的保护人,还能平衡心理、增强记忆、促进发明、预示未来,但有人认为反复出现的噩梦、病梦干扰了睡眠,还导致第二天情绪压抑。其实梦大多属正常的生理心理现象,对健康极为有利,特别是某些特定的梦境,是一些疾病的早期信号,或是疾病过程中预后发展的趋势。

做梦是一种解除疲劳的休息,而不是被动的补偿。深度的无梦睡眠可使大脑得到充分休息,补充能量,消除疲劳。有梦睡眠则有节奏地刺激大脑,使大脑保持一定的兴奋水平,从而起到稳定机体的调节作用。有梦睡眠是最深度的睡眠,是熟睡的标志,不会影响休息。

白天,人的大脑左半球工作活跃,从感觉器官中接受信息,进行加工,解决出现的问题。同时,大脑右半球也在悄悄地工作,记录下某些来不及考虑的情绪与信息。入睡后,大脑右半球活跃,白天留存的全部潜意识感觉变成了梦。这些梦,帮助人们排除那些未解决的问题,使人心情愉悦。

做梦是睡眠时大脑里产生的幻觉,人一生中,累计做梦时间约有 6 年之长,大多数的梦记不清楚,醒来,梦消失了,也就遗忘了。人的遗忘能力,对大脑至关重要,每天获得的感官印象中,只有 1% 通过若干中间储存阶段,最后储存到长期的记忆中。白天,主要是短期记忆储存在工作,它的储存能力很快耗尽。人在做梦时,短期记忆储存器得到清理,以便接受新的东西。

精神心理负担越重,睡眠时做梦的概率也就越多。人体具有强大的自我康复能力,心灵的创伤常会通过梦来自愈,通过做梦,减弱甚至清除痛苦的记忆。

三、睡眠与育心

中医学的一大特点就是整体观，天人合一是基本哲学思想，强调心身合一，一个人的健康或病变，是心与身共同活动的结果。在其特有的形神观指导，形成了极富特色的睡眠调节理论和方法。

睡眠育心有两层含义，其一是通过调整影响睡眠的各种因素，提高睡眠质量，使机体达到一个良好的状态，从而促进精神心理的稳定和健康。其二是通过主动调节精神心理来促进睡眠质量，促进躯体健康。两者的最终目的都是为了心身和谐，达到生命的最佳状态。

（一）睡眠调摄

睡眠是生命活动的基本需要，维持睡眠的必要时间长度和质量至关重要。"养生之诀，当以睡眠居先。睡能还精，睡能养气，睡能健脾益胃，睡能坚骨强筋。"（《笠翁文集》）睡眠对于人体大有裨益，世界卫生组织将"善于休息，睡眠良好"作为身体健康的标志。

1. 合理安排入睡时间和睡眠时长

每个人需要的睡眠时间是由基因决定的，一般来说，普通人每晚至少需要 7 个小时的睡眠才能保证第二天精神旺盛，但也有部分人群每晚仅需睡 4 个小时左右即可充分休息，因为其控制睡眠与觉醒的基因发生了突变，这类人的比例只占人口总数的 1%～3%。对于普通人来说，睡眠时间不宜过长也不宜过短。古人云："凡睡至适可而止，则神宁气足，大为有益。多睡则身体软弱，志气昏坠。"过长，会导致人体生物钟节律紊乱，大脑长期处于抑制状态，司管睡眠的脑细胞疲劳，醒后易产生头晕、不适感，同时卧床时间过多会导致睡眠变浅、醒转增多，深度睡眠减少，睡眠质量降低。而睡眠时间过短，人无法得到有效的恢复和休息，也会增加罹患糖尿病、肥胖症、高血压病等病症的风险。处于不同生长发育阶段的人群，如儿童、青少年、成人、老人等，所需要的睡眠时间也存在差异。睡眠时更要注重睡眠质量与有效性，以精神和体力的恢复为标准。

（1）入睡时间和睡眠时长要效法自然。《素问·四气调神大论》曰："春三月，……夜卧早起，……此春气之应；夏三月，……夜卧早起，……此夏气之应；秋三月，……早卧早起，……此秋气之应；冬三月，……早卧晚起，……此冬气之应。"根据自然界四时阴阳的变化规律,顺应春生、夏长、秋收、冬藏的自然节律,调节人体阴阳,春天晚睡早起,夏天晚睡早起,秋天早睡早起,冬天早睡晚起。一般来说,起床应在寅卯时(3~7时),戌亥时(19~23时)休息,形成良好的作息规律,才能保证良好的睡眠。

(2) 不熬夜,睡好子午觉

"寝息失时,伤也。"(《抱朴子·极言》)熬夜伤身,《五杂俎·事部一》(明·谢肇)曰:"读书不可过子时,盖人当是时,诸血归心,一不得睡,则血耗而生病矣。"人体需要充分的睡眠,所以必须保证有充足的睡眠时间,才能固护人体阳气。

睡眠时更要注重睡眠质量与有效性,以精神和体力的恢复为标准。《老老恒言·昼卧》(清·曹庭栋)曰:"每日时至午,阳气渐消,少息以养阳。时至子,阳气渐长,熟睡所以养阴。""阳气尽则卧,阴气尽则寤"(《灵枢·大惑论》)。人体造血的最佳时段是从下午天黑之后到午夜一点,而且必须达到深度睡眠的状态才能正常工作。中医学认为睡眠就是一种人体阴阳交替的现象,子时和午时都是阴阳交替之时,也是人体经气"合阴"与"合阳"之时,睡好子午觉,有利于人体的阴阳调和。

当睡眠出现问题时,主张应先通过人体自身的调节机制,即白昼加强体育锻炼,振奋阳气,使卫气的出阳入阴形成良好的昼夜循行规律,从而使"昼精而夜瞑"。

2. 睡眠环境与卧具

(1) 睡眠环境。

"所寝之室,名安乐窝,冬暖夏凉,遇有睡思则就卧"(《遵生八笺》)。睡觉必须注意卧室的环境情况,尽量做到冬暖夏凉,室温以20℃为好,相对湿度以40%左右为宜。

"居处不得绮靡华丽,令人贪婪无厌,乃祸害之源,但令素雅洁净,无风雨暑湿为佳"(《备急千金要方·卷二十七》)。卧室要以素雅洁净为要,"卧处不可当风,恐患头风,背受风嗽,肩受风则臂疼,善调摄者,虽盛暑不当风及坐卧露下"(《琐碎录》)。不可贪凉,特别是夏令使用空调时尤其要注意。

"默寝暗眠神晏如"(《真西山卫生歌》),"夜寝燃,令人心神不安"(《云笈七签》),"就寝即减灯,目不外眩,则神守其舍"(《老老恒言·安寝》)。睡眠时应该熄灯,避免灯光的干扰。灯光虽然不及日光强烈,亦为阳热之源,可扰动体内阳气不得安伏于营阴,阻碍人体进入睡眠的状态,故齐梁·陶弘景说"凡卧讫头边勿安灯,令人六神不安也"(《养生延命录》)。

（2）卧具。

卧具对睡眠质量也很重要，应根据不同年龄选择合适的卧具。床以木质平板床或硬度稍大的席梦思床垫为宜，被子软厚适中，枕头高度、软硬适中，还可以选用合适的保健药枕来协调阴阳、增进睡眠。睡衣宜选宽松、柔软、透气的棉织品为佳，最好无领无扣，易穿脱，保证舒适方便。

3. 睡姿

睡姿作为睡眠中最为重要的组成部分，直接影响睡眠的质量。正确的睡姿可以最大限度地恢复身体损耗的精气；不良的睡姿，非但不能弥补人体受损的精气，还会造成气血的凝滞，筋骨的损伤。

睡姿大致可以概括为仰卧、侧卧、俯卧、屈卧，其中侧卧为佳。"睡侧而屈，觉正而伸，勿想杂念"（《睡诀》），"凡人睡欲得屈膝侧卧，益人气力"（《养性延命录》）。侧卧可以起到补益气力的功效。"睡不厌踧，觉不厌舒。踧者，曲膝卷腹以左右肋侧卧，修养家所谓狮子眠是也。如此则气海深满，丹田常暖，肾水易生，益人弘多"（《寿世保元》）。侧卧有着温煦丹田、滋养肾水的养生功效。

"狮子卧"是佛陀认可的正确的卧姿："于中夜时，入室欲卧，四迭优哆逻僧敷着床上，襞僧伽梨作枕，右胁而卧，足足相累，意系明相，正念正智，恒念起想。彼后夜时速从卧起，或经行，或坐禅，净除心中诸障碍法，如是比丘狮子卧法"（《中阿含经·未曾有法品侍者经第二》）。

通过采用这种卧式，可以令人在睡眠时仍然进行觉知力的训练，且从现代生理学角度考察，这种卧式不会对心脏产生压迫，较其他卧式更为有益健康，又称吉祥卧。

4. 睡前饮食须知

不合适的饮食或者在不合适的时间进食均会影响睡眠。日间甚至睡前饮用咖啡、烈酒、浓茶能兴奋中枢神经，影响睡眠。"胃不和则卧不安"，日间食用辛辣刺激等食物影响胃肠功能，刺激胃黏膜，引起胃痛、反酸等症状，导致夜间难以入眠。临睡前进食会增加胃肠负担，既影响入睡又损害身体。

（二）育心安眠

"百体从心"（《管子·七观》），人的形骸受心神的支配，人的精神心理状态直接影响睡眠状态。"平人不得卧，多起于劳心思虑喜怒惊恐"（《张氏医通·不得卧》），"先卧心，后卧眼"（《千金要方·卷二十七·道林养性》），人的情绪稳定平和自然会拥有良好的睡眠。

1. 平心静气

"大惊不寐，大忧不寐，大病不寐，大喜不寐，大安能寐。何故不寐？湛于有累；何故能寐？行于无事"（《能寐吟》）。情志异常是影响睡眠的重要因素，获得安寐在"行于无事"，就是要心无所累、心无挂念。

"大抵以清心为切要。然心实最难把捉，必先平居静养。入寝时，将一切营为计虑，举念即除，渐除渐少，渐少渐无，自然可得安眠；若终日扰扰，七情火动，辗转牵怀，欲其一时消释得乎"（《老老恒言·安寝》）。育心安眠的核心思想就是保持恬淡的心态。

"凡睡下就要一心安慰思睡，不可又复他想事务，只先睡心三个字，即是极妙睡功"（《长生秘诀》）。"睡心"不是刻意闭目求睡，专注思睡反而会导致精神紧张，"心欲求寐则寐愈难。惟忘乎寐，则心之或操或纵，皆通睡乡之路"（《老老恒言·安寝》）。"一心思睡"与"忘乎寐"的本质都是要求平心静气。"心不求睡者，不得睡；心求睡者，亦不得睡；唯忘睡者，睡斯美矣"（《叔苴子·内篇》）。可见"卧心"既要有"睡"的意念，又不能将注意力过度集中在睡眠上，鼻息调匀，静听其气，达到物我两忘、心中无念的虚静状态，自然达到"不期寐而自寐"（《冷庐医话》）的境界。

2. 操、纵二法

"愚谓寐有操、纵二法。操者，如贯想头顶，默数鼻息，反观丹田之类，使心有所著，乃不纷驰，庶可获寐。纵者，任其心游思于杳渺无肤之区，亦可渐入朦胧之境"（《老老恒言·安寝》）。

操法是一种转移注意力的方法，将意念集中在头顶或丹田。也可以默默念数呼吸次数，呼吸一次念一个数字，念到"五"再回头从"一"念起，如此反复多次。纵法，也就是任其所想，越想越远，也可以逐渐朦胧而入睡。

3. 释梦

"梦对睡眠的影响，其实是一种生理的自然与外界的对抗；只有控制一些生理的本能动作或反应，才能使梦与睡眠积极配合有益于个体的健康"（《梦与人生》）。

梦作为一种生命现象，奥妙无穷，千百年来吸引着人类不懈探索，但至今依然无法完全解释梦形成的机制原理。现代研究证实，梦境中所形成的事件及场景源于人们已有的认知和记忆，其中记忆所包含的内容有视觉、听觉、触觉、感觉等各种感官活动。人们梦境中出现的几乎所有的元素都是基于记忆基础上的重构。

做梦者因对梦境过分担心而产生各种不适，在明确诊察其为心理因素时，详细剖析其梦,消除其对梦中出现事、物的错误看法,称为释梦法。

释梦法有弗洛伊德的梦的解析法和中国传统释梦法。弗洛伊德的梦的解析法需要经过长期专门训练才能进行。

中国是最早对梦进行研究的国家,古人认为梦与人未来祸福密切相关,所以热衷于释梦,常以梦卜吉凶,国人笃信之。今存有假托周公所作《周公解梦》一书,详以所梦之事、物一一对应现实生活。

中华民族是一个善于内省的民族,同时普遍敬天信命,常常认为梦能够预示人的未来祸福的能力,自然对自己的梦倍加关注,《周公解梦》就是其中的集大成者。《周公解梦》虽是古人探索梦的奥秘的记载,但其否认个体差异性的呆板套用,往往沦为荒诞无稽。

与《周公解梦》的机械套用不同,历代医家的释梦是在望闻问切的基础上,对做梦者的家庭情况、社会地位、健康情况有了充分的了解后,针对其梦境作出合理的解释,才能让其心服。

历代医家一般具有良好的文化修养,不为前人学说所囿,在长期的临床实践中,发现梦的产生有生理(躯体)、心理(情志)两个原因,所以不仅根据梦境治疗做梦者的躯体疾病,更关注其情志状态,赋予梦境合理分析,纠正其对梦中出现事、物的错误看法,可以说是一种身心同治。

释梦一般分为直接释梦和间接释梦,直接释梦是完全由医家剖析做梦者的梦境,释疑解惑消除患者的不安;间接释梦指做梦者自己或在医家的启发、指导下,对自己的梦境进行新的诠释,从而摆脱不良的情志状态。

(1)直接释梦。

医家结合做梦者的年龄、性别、境遇分别对其梦境做出解释,可以迅速缓解患者紧张、焦虑的情绪,恢复正常睡眠。

(2)间接释梦。

"子不语怪力乱神"(《论语·述而》),古时深受儒家思想影响的上层人士,大多具有良好的内省能力,善于思辨,做了怪异的梦后,不是一味穿凿附会,而是对自己的梦做出合理的解释,有益于身心健康。《瓮牖闲评》就记载了一个做梦者自我释梦的医案,其在大病中做了一个梦,"身上截为水所浸,下截则埋在土中",醒后觉得是不祥之兆,惊恐万分。好在他方寸未乱,细细思忖当晚的情况:天气寒冷,睡眠中被子只盖了下半身,上半身没盖被子,恍然大悟,"上截偶失盖覆而身冷,故如为水所浸;下截有衾,故如在土中"。梦境得到新的解释,疑虑随之消除,情绪发生变化,病也慢慢好转。"梦者初不足凭,在人消息之耳",梦本身不是凭据,人的解释才让它成为吉凶的预兆,告诫世人切不可随意释梦。

在医家的指导下,做梦者自我释梦同样可以取得良好的效果,明代《谷山笔麈》就有这样的案例。于姓青年人卧病两月,"五火内燔,肾肠焦灼,呻吟宛转,不知夜旦",梦中出现了一位穿着"幅巾方袍"自称"无念道人"的人,神智迷乱。医家提醒其父病因是"性情不调,喜怒失时,爱憎为累",让其父在患者清醒时不断开导。做梦者接受了这个分析,调畅情志而病愈。

梦的形成一般有心理和生理两个方面的原因,但人类依然无法清晰地解释梦形成的机制原理,所以在临床运用释梦法时必须十分谨慎。

施用释梦法前,必须深入了解做梦者的生理情况、心理状态、内心欲望,作出必要的评估。

施用释梦法时必须取得对方的信任,同时对做梦者固有的阐释模式要有充分的了解,才能有的放矢让其消除疑心、建立新的认知。

对做梦者的生活背景、成长经历、现况都有充分了解后的释梦常常效果惊人,有助于做梦者认识自己、消除疑惑,有助于改善睡眠质量。

(李兆健)

四、睡眠育心医案

【名家医案一】

"一女与母相爱,既嫁,母丧,女因思母成疾,精神短少,倦怠嗜卧,胸膈烦闷,日常怏怏,药不应。予视之曰:此病自思,非药可愈。彼俗酷信女巫,巫托降神言祸福,谓之卜童。因令其夫假托赂嘱之,托母言女与我前世有冤,汝故托生于我,一以害我,是以汝之生命克我,我死皆汝之故。今在阴司,欲报汝仇,汝病怏怏,实我所为,生则为母子,死则为寇仇。夫乃语其妇曰:汝病若此,我他往,可请巫妇卜之何如?妇诺之。遂请卜,一如夫所言。女闻大怒,诟曰:我因母病,母反害我,我何思之?遂不思,病果愈,此以怒胜思也"(摘录于《续名医类案》)。

【医案赏析】

"慈乌失其母,哑哑吐哀音",母女之间,骨肉情深,女嫁母丧,思母成疾,竟致精神短少,倦怠嗜卧。嗜卧,又称"多寐",是指不分昼夜,时时欲睡,呼之即醒,醒后复睡的一种神志疾病,其病因或为外感六淫,或为饮食劳倦,亦可因内伤七情。内伤七情代表了精神、心理、情感致病因素,而心统领主导五志七情,因此本案可谓病由心生,调治心神是论治本案的关键所在。调心之法,针刺、汤药、推拿、导引……皆可为之。本案独言"此病自思,非药可愈",细究疾病原委,巧妙运用"以怒胜思"的情志相胜法,可谓独具匠心。

情志相胜法指有意识激起一种情志,以针对性地抑制某一异常情志所致疾病的一种治疗方法,其理论渊源是亢害承制的五行制化理论。张从正在其《儒门事亲》中论言:"悲可以治怒,以怆恻苦楚之言感之;喜可以治悲,以谑浪亵狎之言娱之;恐可以治喜,以恐惧死亡之言怖之;怒可以治思,以污辱欺罔之言触之;思可以治恐,以虑彼志此之言夺之。凡此五者,必诡诈谲怪,无所不至,然后可以动人耳目,易人听视。"本案医者首先根据当世民俗,用女巫占卜托降神言的方式令患者信服;而后编造污辱欺罔之言来触怒患者,使之不再思念亡母;不思则气不结,气行则胸膈满闷得除,脾运则气血生化有源,心神得以濡养,精神焕发,不再倦怠嗜卧。

【名家医案二】

"省中周公者,山左人也,年逾四旬,因案牍积劳,致成羸疾。神困食减,时多恐惧,自冬春达夏,通宵不寐者凡半年有余,而上焦无渴,不嗜汤水,或有少饮则沃而不行,然每夜必去溺二三升,莫知其所从来,且半皆如膏浊液,羸至极,自分必死。及予诊之,察其脉犹带缓,肉亦未脱,知其胃气尚存,慰以无虑。乃用归脾汤去木香及大补元煎之属,一以养阳,一以养阴,出入间用,至三百余剂,计人参二十斤,乃得全愈。此神消于上,精消于下之证也,可见消有阴阳,不得尽言为火,姑纪此一按,以为治消治不寐者之鉴"(摘自《景岳全书》)。

【医案赏析】

"总为相思愁不寐,纵然愁寐忽天明",万千思绪扰动了心神,往往令人难以安眠。失眠,中医称之"不寐",是由于阳不入阴,神不归舍,或邪气干扰,神藏不宁所致的一种神志疾病。古今医家论治不寐,或养心安神,或化痰清心,或交通心肾,多需从"心"着手。从"心"论治不寐,在明代著名医家张景岳的这则医案中可见一斑。

本案讲述的是一位中年男性,积劳成疾,彻夜不眠半年余,心怀恐惧,诊断为"神消于上,精消于下"之证。按张景岳在其所著《景岳全书·不寐》的论述:"寐本乎阴,神其主也,神安则寐,神不安则不寐,其所以不安者,一由邪气之扰,一由营气之不足耳……凡思虑劳倦,惊恐忧疑,及别无所累而常多不寐者,总属其阴精血之不足,阴阳不交,而神有不安其室耳。"从中医理论解释,营主血,血虚则无以养心,心虚则神不守舍,故而患者出现神困、恐惧、不寐等症状。针对营血不足、心神失养的病机,治疗上宜以养营血、益心气为主。所选用中药方剂"归脾汤"(方药组成:人参、黄芪、白术、茯苓、木香、当归、酸枣仁、龙眼肉、远志、甘草)是治疗思虑过度,劳伤心脾,气血亏虚证的名方。脾为营卫气血生化之源,方中人参、黄芪、白术、甘草健脾以使气血生化有源;当归、龙眼肉补血养心;茯苓、酸枣仁、远志宁心安神。其中,人参尤为要药,无论传统中医用之大补元气、宁心安神,还是现代研究用于强心、抗心律失常,人参在"心"病的治疗中均有不可替代的作用。因患者兼有"下消"之证,再合用大补元煎,兼顾阴阳,终获成功。

(冯蓓蕾 林宇栋)

案例一:

1. 案例介绍

谢某,女,1977 年 2 月 11 日出生,职业销售。2016 年 6 月 7 日初诊。患者因睡眠不安 5 年加重 6 月来诊。5 年前患者因产后调养失当,又忙于照顾小孩,夜间喂奶,后逐渐开始出现睡眠不安;恢复工作后,每晚 21 点下班,到家已 22 点,一般上床在 24 点,睡眠问题逐渐加重,开始出现入睡困难,或睡后易醒、寐浅,或似睡非睡,多梦,白天精神不振,症状时好时差,尚不影响工作和心情。6 个月前无诱因下睡眠问题加重,入睡困难,2~3 小时方能睡,甚者彻夜难眠;一旦入睡又易醒,一夜醒 3~4 次,且多梦、眠浅,总睡眠时间为 3~5 小时,白天精神不振、疲乏,情绪不稳定,急躁易怒,同时伴有经期延后,经量少,色黑,有血块,但经前无乳房胀痛,经期无少腹痛。平时常感四肢厥冷、胸闷、心悸,食欲不振,口干不苦,喜温饮,易口唇干裂,皮肤偏干,大便每天一行。舌苔薄白,体大,质淡偏紫,脉沉细。匹兹堡睡眠质量指数评分(PSQI)为 15。考虑不寐病,肝虚血瘀,寒热交错,神魂不安,治以养血活血,清热安神为法,拟温经汤加减,药用:吴茱萸 9 g,当归 6 g,赤芍 6 g,川芎 9 g,肉桂^{后下} 6 g,丹皮 6 g,茯苓 12 g,阿胶^{烊化} 9 g,党参 9 g,半夏 15 g,麦冬 12 g,炙甘草 12 g,山药 15 g,益智仁 15 g,7 剂。一周后复诊,患者药后夜睡明显改善,大部分时间 30 分钟内可入睡,夜醒 1 次,无梦,睡眠质量转好,一夜可睡 6 小时,白天精神转好,胸闷、心悸缓解,口干好转,大便每天 1 次,成形。苔薄白,质淡紫,脉细,左寸小数。前方加黄连 3 g 续进之。二周后三诊,睡眠进一步改善,15 分钟左右即入睡,夜醒 1 次,少梦,一夜睡 6~7 小时,睡眠质量满意。白天精神可,无胸闷、心悸,无口干,大便每天 1 次,成形。苔薄白,质淡紫,脉细。匹兹堡睡眠质量指数（PSQI）评分为5。后续改为补中益气汤加减善后，患者睡安，精神状态好，心情稳定。

2. 案例解析与应对

失眠是现代人的常见病、多发病，它指尽管有适当的睡眠机会和睡眠的环境，依然对睡眠时间和（或）质量感到不满意，并影响日间社会功能的一种主观体验。与单纯躯体疾病不同，引起失眠的原因虽众多，包括社会心理、环境、生理、精神、药物与饮食、生活行为以及个性特征等，而最终是否导致失眠与患者的失眠易感因素、促发事件及维持因素密切相关，这是现代医学解释慢性失眠发生发展的3P模型理论[4]。具体结合该患者的情况，睡眠问题已5年，加重并引发患者困扰约半年，临床主要表现为夜间入睡困难、易醒、多梦和寐浅等，总的睡眠时间短；白天精神不振、疲乏，急躁易怒，且有过渡关注睡眠而产生焦虑的想法，结合睡眠质量指数评分为15分，诊断符合慢性失眠[5]。究其失眠发病原因可谓错综复杂。从生理上而言，该患者高龄孕育生产，本身耗气伤血，而又调养失当，易导致体力和精力透支，加之照顾小孩和工作等劳累易诱发睡眠不安；从环境上而言，因养育小孩后夜间喂奶和小孩吵闹，影响了患者以往正常的睡眠习惯；从生活行为上而言，养育小孩改变了患者以往正常的生活作息；工作后长期中班，导致睡眠作息时间延后，正常睡眠节律发生改变；从社会心理上而言，患者从事销售工作，人际关系紧张和工作竞争激烈，易使人产生焦虑和抑郁情绪；从个性特征而言，在病史询问中我们发现患者个性内向，易多思多虑，有过度关心自身健康的倾向。究其失眠整个发病过程，我们可以把它分为两个阶段。第一阶段是睡眠问题阶段，时间从孕育生产至恢复工作之初，在这一阶段中患者易感失眠的个性特征虽有一定作用，但作为促发因素的高龄生育、养育小孩时夜间的喂奶和孩子吵闹则可能更为重要。此后随着上述的促发因素转化为失眠的维持因素的过程中，小孩的逐渐长大，夜间吵闹和喂奶次数减少，维持因素逐渐减弱，因此睡眠问题尚不足以影响患者的日常生活和工作。第二阶段是慢性失眠的形成过程，时间可以追溯至完全正常工作后，此时长期中班工作制和工作中的人际关系紧张、压力等成为失眠新的促发因素，并随着时间推移转变为失眠的维持因素。由于此类原因较难一时解决，加之患者失眠的易感个性特质，最终促成了慢性失眠的发生和发展。当失眠连续出现，影响患者正常工作和生活时，过度关注自身健康和睡眠的个性特质又会使患者产生睡眠的恐惧和错误的认知，一方面长时间睡眠不能满足患者的日间需求，则会使患者产生对睡眠恐惧心理，从而使患者有"努力"睡眠的错误行为，如尽可能地早上床休息、晚上体育锻炼、白天不睡等,另一方面失眠又使得人体产生了躯体和大脑皮层的过度唤醒现象,这使失眠和过度觉醒间产生了恶性循环,使失眠变成慢性化。因此在慢性失眠形成中个体的心理认知和行为模式就显得尤为重要。俗话说得好"先睡心,后睡身",因此失眠治疗往往从"心"开始。现代医学认为失眠目前最有效的治疗是认知行为疗法,就是在让患者充分认知睡眠卫生的基础上针对患者错误的睡眠行为和睡眠态度、观念进行纠正,帮助患者建立新的、正确的睡眠行为和理念。结合该患者,我们首先帮助患者梳理失眠的原因,指出不合理的睡眠作息对其睡眠的影响,同时对其过度关心睡眠、健康的想法和"努力"睡眠的行为导致人体过度觉醒进行合理的解释,指导其先睡"心"的方法,如睡眠前听一些助眠音乐、进行呼吸放松运动等,帮助其消除睡眠恐惧。这些也是中医在治疗失眠前需要解决的"心神"明的话聊内容。

慢性失眠并非现代病,早在2000多年前《黄帝内经》中已有较全面的论述。失眠中医学称为不寐病,主要指阳不入阴而神不归舍或邪气干扰而神藏不宁,以经常不易入眠或睡眠短浅易醒,甚至整夜不能入眠为主症的神志失藏类病证。与西方医学对失眠的认识不同,中医更强调整体观,即天人合一和形神合一,即一方面强调人体的阴阳消长变化应与自然阴阳消长相同步,否则易引起人体阴阳失调而致失眠;另一方面中医也强调人体形和神相统一,即人的躯体(形)和心理(神)相和谐,否则易引起形神失和而致失眠。具体到该病患,一方面由于孕育生产耗伤了患者的气血;加之患者35岁孕育小孩,依《内经》云:"女子七岁,肾气盛,齿更发长……四七,筋骨坚,发长极,身体盛壮,五阳明脉衰,面始焦,发始堕……"说明人体的阳气也已开始衰弱,产后哺乳又进一步加重了患者的精血亏虚,使营阴不足,日久造成营卫失调而致睡眠不安,多易表现为睡眠不安,多梦易醒,寐浅或入睡难等睡眠问题。这正如《诸病源候论·虚劳病诸候上》有云:"大病之后,脏腑尚虚,荣卫失和,故生于冷热。阴气虚,卫气独行于阳,不入于阴,故不得眠。"另一方面,患者长期中班晚睡,中医认为子时即23点至凌晨1点,正是胆经当令,人体处于一阳生状态,是人体阴转化阳的关键时点,若此时不睡,既不能与天地阴阳同步转化,影响人体一阳生,日久易引起阳气虚,此观点在延梦圆等的《子丑睡眠与轻度认知功能障碍相关性研究》中得到证实[6]。《素问·生气通天论》云"阳气者,精则养神",若阳气虚一方面神失所养,就可出现白天精神不振、易疲乏、情绪不稳定、四肢厥冷等;另一方面可使胆气升发受阻,日久气郁致血瘀,使肝藏血安魂不能完成,患者除睡眠问题外还可兼有月经问题,如经期延后、色黑、有血块等。"胆决十一脏腑",因此胆气郁发,还会使脾气升清散精不能完成,一方面脾胃失和,食欲不振,日久脾虚使人体后天气血生化伐源,加重血亏,经量少、舌质淡红、脉沉就是明证,同时进一步使魂失归舍,加重睡眠困难;脾虚血亏,日久心失所养,也会出现胸闷、心悸等症。另一方面,肺受脾气升清散精减少,使得肺宣肃和通调水道不能完成,肺主皮毛,因此皮肤偏干、口唇干裂是其佐证。综上分析,该患者不寐病位与心肝脾肺均有关系;从其病理变化来看,主要是血虚营亏,阴阳失交,阴虚不能纳阳;从病理性质来看,以血虚为本,兼有瘀、火等标实之证,因此临床以治血为先,以使神魂归舍,睡眠得安,方用温经汤加减。温经汤出自《金匮要略》,功擅养血祛瘀,温经散寒,是妇科调经名方,但其组方中集胶艾汤、桂枝茯苓丸、桂枝汤、麦门冬汤,吴茱萸汤、炙甘草汤和当归四逆汤等于一炉,全方具有气血双补、肝脾兼调的特点,同时兼具温中寓养和温中寓通之功,与该患者病证较符,故选用之。服药7剂,5年的睡眠不安大为改善,21剂后睡眠基本如常,后续以健脾益气为调。本案因方证切合,效如桴鼓。

3. 相关理论依据和解读

中医对睡眠研究历史较为渊远。有文字记载,《内经》是讲述睡眠生理、病理较完整的第一部经典。

首先,《内经》强调人的寤寐与自然同纪。《内经》的核心思想是在天人合一整体观框架下认识人的生理和病理,如《素问·宝命全形论》云"人以天地之气生,四时之法成",《素问·咳论》云"人与天地相参",也就是说人产生于自然界,又生活于自然,与自然变化规律有着密不可分的联系。由于自然界有日、月、年的周期性节律变化,因此人体寤寐也会随之发生周期性的变化。《灵枢·营卫生会》云:"日中而阳陇,为重阳,夜半而阴陇,为重阴。故太阴主内,太阳主外,各行二十五度,分为昼夜……日中而阳陇,日西而阳衰,日入阳尽而阴受气矣。夜半而大会,万民皆卧,命曰合阴。平旦阴尽而阳受气。如是无已,与天地同纪。"这段话指出,人体的昼夜阴阳节律需与自然界阴阳消长变化同步。《素问·厥论》云:"春夏则阳气多而阴气少,秋冬则阴气盛而阳气衰。"《素问·四气调神大论》曰:"春三月,此谓发陈……夜卧早起……夏三月,此谓蕃秀……夜卧早起……秋三月,此谓容平……早卧早起……冬三月,此谓闭藏……早卧晚起……"这里强调了人的寤寐还受到四时阴阳消长变化的影响,只有顺应自然阴阳节律变化,才能调养精神。这为当今睡眠养生奠定了理论基础,同时也解释了昼夜节律失调性睡眠觉醒障碍的原因。

其次,人的寤寐与营卫有节律的正常循行有关。《灵枢·营卫生会》云:"营在脉中,卫在脉外,营周不休,五十度而复大会,阴阳相贯,如环无端,卫气行于阴二十五度,行于阳二十五度,分为昼夜,故气至阳而起,至阴而止。"《灵枢·卫气行》曰:"卫气之行,一日一夜五十周于神,昼日行于阳二十五周,夜行于阴二十五周,周于五藏。"又云"阳尽于阴,阴受气矣。其始入于阴,常从足少阴注于肾,肾注于心,心注于肺,肺注于肝,肝注于脾,脾复注于肾为周。"结合五脏藏五神,即心藏神,肝藏魂,肺藏魄,脾藏意和肾藏志,这些论述说明卫气昼日行于阳,阳经气盛而主动,五脏神出于其舍则寤,人醒而活动;卫气夜间行于阴,阴经气盛而主静,五脏神入于五脏而寐,人卧而睡眠。同时这段也说明了睡眠是完成人体形神合一的重要生理过程,若长期睡眠不规律或睡眠不安,就会造成神不归舍,形神不和,除出现睡眠问题外,还会出现很多躯体不适,甚至躯体疾病,这为中医治疗现代心身疾病提供了中医理论基础。

(冯蓓蕾)

案例二:

1. 案例介绍

徐女士,60岁,2019年9月10日一诊。患者自诉嗜睡有5年左右,无特殊原因,白天睡眠增多,呼之可醒,夜间入睡尚可,但多梦易醒。自觉神疲乏力、头晕昏沉、心烦懒言,不喜与人交流,畏寒怕冷,胃纳欠佳,口渴不喜饮水,大便溏薄。曾多次至医院就诊,查头颅CT未见明显异常(具体报告未见),服用改善脑代谢药物但无明显改善,故患者未持续治疗。约2周前患者偏头痛发作,嗜睡、乏力症状加重,自服止痛药物效果不佳,故前来求医。患者有偏头痛病史40余年,多在月经期发作,发作时头痛位于右侧顶枕部,呈搏动性疼痛,伴有畏光畏声、恶心呕吐,每次发作数小时,每月发作1～2次,发作时服用止痛片休息后可缓解。有糖尿病病史2年余,平素口服二甲双胍缓释片0.5 g bid,空腹血糖5～6 mmol/L,餐后血糖9～11 mmol/L。10多年前因子宫肌瘤行子宫切除术。

就诊时见患者精神不振,乏力懒言,形体消瘦,舌红,苔白,脉弦细。诊断为多寐病,少阳郁热兼水饮,治法予和少阳,温太阴。处方:予柴胡桂枝干姜汤合当归四逆汤加减。

柴胡 24 g	黄芩 9 g	桂枝 6 g	干姜 6 g
天花粉 12 g	牡蛎 15 g	炒甘草 6 g	当归 6 g
细辛 6 g	通草 6 g	黄柏 6 g	炒鸡内金 12 g
六神曲 12 g	白茅根 15 g	制苍术 12 g	

* 7 剂　　　　　水煎服，每日 1 剂，早晚分服。

2019 年 9 月 17 日二诊：患者嗜睡已明显好转，头痛未作，口略渴，舌红，苔薄黄白。脉弦细。前方去牡蛎，改干姜 3 g，细辛 3 g，通草 12 g，加白茯苓 12 g，服 7 剂，水煎服，每日 1 剂，早晚分服。并鼓励患者坚持每日外出活动，参加社区群体活动。

2019 年 9 月 26 日三诊：患者日间已无嗜睡，头痛未作，自觉精神可，情绪明显好转。后改方调理脾胃。

2. 案例解析与应对

本案患者因多寐来求诊，多寐是指不分昼夜，时时欲睡，呼之即醒，醒后复睡的病证，亦称"嗜睡""多卧""多睡"等[4]。虽然多寐在临床上较不寐少见，但在人群中的发生率也有 5% ～ 15%[5]。人体的寤寐节律与营卫的运行变化密切相关，《灵枢·口问》曰："阳气尽，阴气盛，则目瞑。阴气尽而阳气盛，则寤矣。"这里的阴阳指的是营卫二气，营卫二气的正常运行保证了人体正常的睡眠节律，睡眠异常则可从营卫角度入手。《灵枢·大惑论》云："人之多卧者，何气使然……故肠胃大，则卫气行留久，皮肤涩，分肉不解，则行迟，留于阴也久，其气不清，则欲瞑，故多卧矣。"《灵枢·营卫生会》曰："老者之气血衰，其肌肉枯，气道涩，五藏之气相搏，其营气衰少而卫气内伐，故昼不精，夜不瞑。"故卫气运行异常，不能出于阳，或者营卫二气亏虚，都会导致多寐。

从营卫二气的运行角度看，本案患者畏寒怕冷，精神萎软，乏力懒言，胃纳欠佳，口渴不喜饮，大便溏薄，为脾胃升降失和，水饮内生之象，湿浊之邪影响了卫气正常的运行，卫气"行迟"，故而出现多寐，可予健脾和胃、温化水饮治疗。但观患者形体消瘦、心烦多梦、舌红脉细等又为营血不足、虚热内扰之象，应以养血清热除烦治疗。温燥药物伤阴，养阴药物阻碍脾阳升发，如何选择治疗方向，当从患者素体情况着手分析。

本案患者有偏头痛病史多年，头居人体最高位，为精明之府，当保持清静光明之常态。《内经》云："气上不下，头痛巅疾。"浊气上逆，清气不升，清空被扰，则发为头痛。邪气必有所因，患者经期头痛，疼痛部位在顶枕部，为足厥阴与督脉之会。

临经之期阴血下注,肝血偏虚,厥阴、督脉失于濡养,并使全身阴阳、气血之升降、调节失于常度。患者已过七七之岁,肝血虚更甚,肝体阴而用阳,主生发,肝气生发无力则风气内泄,引起脾胃升降功能失调。《血证论》曰:"木之性主于疏泄,食气入胃,全赖肝木之气以疏泄之,而水谷乃化,设肝之清阳不升,则不能疏泄水谷,渗泄中满之证,在所不免。"脾胃为人体气机的枢纽,也是人体水谷运化的基础。脾胃运化失常,则湿浊内生,元气、精血化生不足。《灵枢·营卫生会》曰:"人受气于谷,谷入于胃,以传与肺,五脏六腑皆以受气,其清者为营,浊者为卫,营在脉中,卫在脉外,营周不休,五十而复大会。阴阳相贯如环无端。"营卫二气的来源是脾胃的运化的水谷之气,脾胃功能衰弱必然导致寐寤的失常。因此本案患者的多寐是一个逐步发展的过程,由肝气疏泄不畅,致脾气不升,运化水谷精微化生气血不足,湿浊内生,营卫二气化生不足以及出入失和,日久则肝脾同病,使病情缠绵难愈。

此外,自然界的天地之气的变化也是导致本案患者病情加重的一个重要因素,治疗时应加以参考。按《内经》中的运气理论分析:己亥年(2019年)的岁运为土运不及,风木之气偏盛,上半年为厥阴风木司天,主运土受风木克制,下半年少阳相火在泉,火气主事。8月为四之气,四之气主气为太阴湿土,客气为少阴君火,气候特点一是湿重,外湿引动内湿,故导致患者嗜睡、懒言、乏力等脾虚湿困的症状进一步加重,湿邪同时也会影响肝气生发,阻遏阳气,使得头痛加重。气候特点二是火旺,在泉的少阳相火之气加上四之气的客气少阴君火,导致患者出现心烦、多梦等虚火内扰的表现。

分析本案患者的病机为脾阳不振日久,营卫生化乏源,痰饮内生,卫气为湿邪阻滞,气机无力生发不能出于阳,而生郁热。卫气是水谷之悍气,循皮肤分肉之间,熏于盲膜,散于胸腹,护卫周身之阳气,其性符合少阳生发之气,故可从少阳辨治,选用柴胡桂枝干姜汤合当归四逆汤加减治疗。柴胡桂枝干姜汤治疗少阳病兼有水饮证,见于《伤寒论》第147条,原文为:"伤寒五六日,已发汗而复下之,胸胁满微结,小便不利,渴而不呕,但头汗出,往来寒热,心烦者,此为未解也。柴胡桂枝干姜汤主之。"此方和解少阳,同时助脾阳化寒湿,以柴胡、黄芩解少阳郁热,天花粉生津胜热以止烦渴,牡蛎软坚散结,以疗气机之凝结,桂枝配干姜,通阳化阴以畅三焦,干姜配甘草,辛甘化阳以温补脾阳。患者素体肝血偏虚,气血生发乏力,故加用当归四逆汤。当归四逆汤见于《伤寒论》第351条,原文为:"手足厥寒,脉细欲绝者,当归四逆汤主之。"此方温经复营,治疗阴血虚微,寒凝经脉。方中当归苦辛甘温,补血和血,与芍药合而补血虚。桂枝辛甘温,温经散寒,与细辛合而除内外之寒,甘草、大枣味甘,益气健脾,通草通经脉。《绛雪园古方选注》谓其:"酸甘以缓中,则营气得至太阴而脉生,辛甘以温表,则卫气得行而四末温。"两方相合,化湿温经助卫气通行,益气健脾补营卫之源,并除少阳之郁热。

中医治疗讲求形神同治,本案患者有情志不畅的表现,情志的改变与五脏精气的虚实密切相关,《素问·宣明五气》曰:"五精所并:精气并于心则喜,并于肺则悲,并于肝则忧,并于脾则畏,并于肾则恐,是谓五并,虚而相并者也。"人的情志活动,除了为心所主任宰外,还与肝的疏泄有着密切关系。故本案患者出现情志抑郁,不愿交流,与其肝虚脾弱相关,药物治疗的同时,应重视调神。调神应顺应天地之气,这也符合中医"天人相应"的观点。《素问·四气调神大论》云:"春三月,此谓发陈,天地俱生,万物以荣,夜卧早起,广步于庭,被发缓形,以使志生,……此春气之应,养生之道也。夏三月,此谓蕃秀,天地气交,万物华实,夜卧早起,无厌于日,……此夏气之应,养长之道也。"鼓励患者外出运动可以帮助其阳气生发,改善肝郁的症状。现代研究一定的光照可以改善抑郁情绪[6],这也符合养心"无厌于日"的观点。对于多寐等有情志异常的患者,形神同治、身心调治的理念应当贯穿治疗始终。

3. 相关理论依据和解读

睡眠和饮食一样,是每个人生活中不可或缺的一部分。睡眠可以补充人体的能量,增强自身抵抗力,促进人体的正常生长发育等。同时睡眠对于保护人的心理健康与维护人的正常心理活动极其重要。中医通过营卫二气的运行变化来阐释寐寤的变化规律,了解营卫与脏腑六经的关系十分重要,《素问·痹论》云:"荣者,水谷之精气也,和调于五藏,洒陈于六腑,乃能入于脉也。故循脉上下,贯五藏,络六腑也。卫者,水谷之悍气也,其气慓疾滑利,不能入于脉也,故循皮肤之中,分肉之间,熏于肓膜,散于胸腹。"卫气出于下焦,达于三焦,以温肌肉,筋骨,皮肤,剽悍滑疾,护卫于表,卫气则昼行于阳二十五度,夜行于阴二十五度。营气出于中焦,行于脉中,营气可以化而为血,濡养脏腑经脉,营气昼夜各行二十五度于阴阳间,既昼夜皆按十二经络运行顺序,行阴经也行阳经也。故而卫气不到则冷,荣气不到则枯,卫气病辨表里,营气病辨脏腑。多寐的病理变化总由阴盛阳衰、阴阳失和、营卫运行失常所致。病因多见饮食不节、情志失和、气血亏虚等,《脾胃论·肺之脾胃虚论》中提到:"脾气虚则怠惰嗜卧。"《灵枢·天年》载:"六十岁,心气始衰,苦忧悲,血气懈惰,故好卧。"病机多为湿阻,脾虚、肝郁、气血亏虚等。病性多属本虚标实证,亦会有虚实夹杂、寒热交错之证。同时中医讲求形神合一,形和神会相互影响,情志活动本质上源于脏气活动。脏气活动是神志活动的一部分,是五藏神志活动的外在显现[7]。多寐病可归属于神志疾病范畴,现代研究发现青少年的失眠和嗜睡情况的增多,同时会伴有抑郁焦虑情绪的增加[8]。因情志异常导致多寐的案例,中医古籍亦早有记载,如《续名医类案·郁症》载:"一人功名不遂,神思不乐,饮食渐少,日夜昏默,已半年矣,诸治不效。"这是因悲忧伤脾,脾虚而导致的多寐。故治疗多寐可以从营卫二气着手,找出病理产物,如痰、湿、瘀等,分析其产生的原因,明确脏腑病变的位置和虚实,同时关注情志的变化,分清标本,辨证治疗,可以取得良好的效果。

(冯蓓蕾　陆逸莹)

参考文献

[1] 王玉川. 中医养生学[M]. 上海:上海科学技术出版社,1992:78-88.

[2] 彭德忠,张先庚,吴丽娜,等. 从阴阳二十五度论中医阴阳睡梦学说[J]. 成都中医药大学学报,2009,32(4):18.

[3] 吴萍. 谈《内经》营卫之气与睡眠[J]. 时珍国医国药,2010,21(7):1840-1841.

[4] 张伯礼,吴勉华. 中医内科学[M]. 北京:中国中医药出版社. 2018:112.

[5] 韩芳. 白天过度嗜睡及其评价[J]. 诊断学理论与实践,2009,8(06):579-581.

[6] Geoffroy Pierre A, Schroder Carmen M, Bourgin Patrice. Light treatment in depression: An antique treatment with new insights[J]. Sleep Med Rev, 2018,S1087079218300327.

[7] 曲丽芳,张苇航. 中医神志病学[M]. 上海:上海科学技术出版社. 2015:33.

[8] 骆春柳. 青少年睡眠模式、失眠严重程度和白日过度嗜睡与焦虑和抑郁关系的流行病学研究[D]. 广州:暨南大学,2011.

第七章

运动育心

撰稿人◎吴志坤　徐划萍

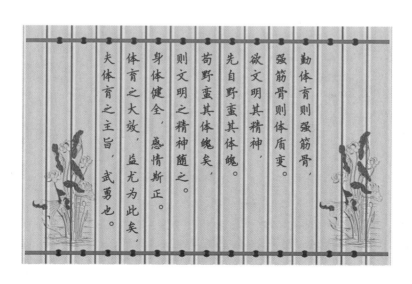

勤体育则强筋骨，

强筋骨则体质变。

欲文明其精神，

先自野蛮其体魄。

苟野蛮其体魄，

则文明之精神随之。

身体健全，感情斯正。

体育之大效，益尤为此矣，

夫体育之主旨，武勇也。

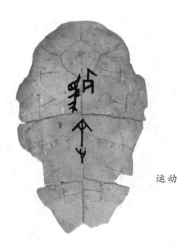

运动

撰稿人介绍

　　吴志坤，上海中医药大学体育部教授。兼任全国高等医学教育专业委员会体育学组副组长，全国中医药高等教育学会传统保健体育研究会副理事长，上海市武术协会副会长。负责上海市学生健康促进工程重大委托项目、上海市本科重点教学改革项目、国家中医药管理局项目等多个项目。主编《中医药院校体育与健康统编教程》《运动损伤与康复》《传统体育》等多部教材。

　　徐划萍，上海中医药大学体育部副教授，中医体质健康研究室主任。负责大学生体质健康管理与研究及学生体质健康教育等工作。参与编写《运动损伤与康复》《大学生体质健康管理》等多部教材。承担并完成上海市体育局决策咨询项目、体育社会科学委托项目、上海市教委学校体育科研、学校艺术科研等各类科研项目7项。

体育运动能增强体质,亦可调节心理健康。我国古代的医学著作中有许多关于身心关系的描述,例如"心者,五脏六腑之主也……故悲哀忧愁则心动,心动则五脏六腑皆摇""因郁而致病""因病而致郁"等;《吕氏春秋·尽数》中指出:"形不动则精不流,精不流则气郁。"这些表述清楚地阐明了运动有益于身体健康和精神健康,以及身体和精神相互依赖的关系。屈原也曾经这样来描述体育运动对情绪的宣泄作用:"登大坟而远望兮,聊以舒吾之忧心。"从中不难看出,运动既可以使人接近自然,又可以让人抒发郁闷的情绪,起到调节心理的作用。

中国传统体育是中国传统文化的结晶,传统体育不仅仅是健身方法,同时也是修养身心之道。传统体育运动时强调松静自然,以意识指导动作,要求"意到身随""内外相合""身心皆修",使人进入无我无他的怡闲境地,消除心理疲劳,调节情绪。长练传统体育可使人改变急躁、易怒、焦虑、多疑的性格,变得稳健、豁达、沉静、随和和乐观。而且,长年习练有助于克服懒惰、散漫、注意力不集中、意志薄弱、消极的个性和行为习惯。因此,练习传统体育既能提高人的修养,又能健全人格、陶冶情操。

一、高校体育育心

《中共中央国务院关于深化教育改革,全面推进素质教育的决定》中指出:"强壮的体魄和健康的心理是当今青年一代致力于为祖国未来发展做贡献的重要基本保障,不仅能够体现中华民族的旺盛生命,更标志当今中国社会文明发展的重要象征。学校教育对广大青年体质的成长有重要影响,所以学校要高度重视体育课程的开展与建设,要以'健康第一'为指导思想,切实做好学校体育的教育与培养工作,让学生不但掌握广博的体育理论知识,拥有良好的思想品德,更要锻炼和发展学生身体的各项基本素质和运动能力,培养学生的锻炼习惯,以'为祖国健康工作50年'为口号,投身于当代中国特色社会主义事业的伟大建设进程中。"

大学生是中国社会未来发展的中坚力量和坚定基石,身上担负着推动社会发展、建设伟大祖国的重大责任,是倍受关注的社会群体。现代社会发展竞争压力日趋激烈,丰富的知识和先进的理论都是当代大学生必须掌握的,除此之外还需拥有健康的体魄和良好的心理品质。

体育教育是素质教育的重要载体,现代素质教育要求学生德、智、体、美、劳和谐健康发展,决定了学校体育既要育智、育体,还要育心,让学生在运动中得到全面发展。

英国著名的教育家洛克有句至理名言:"健康的心理寓于健全的身体。"毛泽东同志早在1917发表的《体育之研究》一文中,就精辟地论述了体育的育人功能:"德智皆寄于体,无体是无德智也。"他以朴素的道理阐明:"体育,载知识之车而寓道德之舍也。"他还认为体育之功效有四:一是强筋骨,"勤体育则强筋骨,强筋骨则质变"。二是增知识,"欲文明其精神,先自野蛮其体魄。苟野蛮其体魄矣,则文明之精神随之"。三是调感情,"身体健全,感情斯正"。四是强意志,"体育之大效,益尤为此矣,夫体育之主旨,武勇也"。由此可见,在毛泽东的体育思想中,体育的育人功能是多元化、立体的,毛泽东的体育教学论对我们今天的体育教学仍具有很高的指导价值。

二、高校体育教育与心理健康教育的关系

高校体育教育与心理健康教育关系密切。高校体育教育促进学校心理健康教育,而学校心理健康教育又为高校体育教育工作的开展打下良好的心理基础。

(一) 两者在目标和功能上有交叉重叠之处

体育学科的教学目的,一是运动参与,通过传授体育运动与养生保健知识,提高学生对体育运动的认识,树立终身体育的理念;二是掌握体育运动技能,大学阶段我们要求学生掌握两项运动技能,使学生获得锻炼身体的基本知识与基本技能;三是养成运动习惯,达到增强体质、增进健康,促进身体发育的目标;四是进行心理健康教育,加强意志品质的培养,提高学生抗挫折能力;五是通过体育教学活动、学校竞技体育活动以及课外体育锻炼,引导学生建立和谐的人际关系,培养学生良好的竞争意识、合作精神以及拼搏精神。

其中体育教学目标中的行为习惯、意志品质和竞争意识的培养,同时也是心理健康教育的任务。而体育活动对学生心理发展具有积极影响,能有效地调节学生身心矛盾,减轻学生心理压力,使学生表现出积极的心境状态,消除紧张情绪,增进

学生心理健康,提高学生心理素质。同时,体育在培养学生的主体意识、健康意识、主动探索与勇于实践的精神,培养良好的情绪、性格,坚毅的意志品质,以及充分发展学生的智力等方面都具有积极的意义。因此,把心理健康教育融入体育教学之中,是顺理成章的,而体育的这些功能和目标也正是学校心理健康教育的功能和目标所在,这便是二者在功能和目标上的密切联系。

(二) 心理健康教育是体育增进人体健康的重要内容

体育工作的重要目标之一是锻炼身体,增强体质,提高健康水平。而人是一个生物的人、心理的人和社会的人的有机整体。作为一个身心统一体的人来说,其身体(生理)与精神(心理)如同一张纸的正反两面,是互为依存的。健康的心理寓于健康的身体,生理上的缺陷、疾病、癌症往往使人产生烦恼、焦躁、抑郁、灰心及绝望等不良情绪,影响其情感、意志及性格等,形成各种不正常的心理状态,进而影响其心理健康;而心理上长期和严重的不健康状态,如长期过度的忧虑、烦闷、悲观或愤怒等,又会导致生理上的异常和疾病。因此,在谈到通过体育达到增强学生体质、提高健康水平的目标时,不可不谈及如何通过心理健康教育来解决学生的心理健康问题。如果不为学生打好良好的心理健康基础而去奢谈学生的身体健康,结果可能是不尽人意。

(三) 运动技能的掌握必须依赖良好心理素质的形成

体育课程的主要目标之一就是培养学生的运动技能。运动技能或动作技能又称心因性运动技能(psychomotor skill)。这个术语中的 psychomotor 是由 psycho 和 motor 两个成分合成的,意指这里的动作不是简单的外显反应,而是受内部心理过程控制的。心理学家一致认为,动作技能是一种习得性的能力,是按一定技术要求,通过练习而获得的迅速、精确、流畅和娴熟的身体运动能力。正因为这样,不少研究者都认为提高动作技能水平,发挥人的身体潜能,必须依赖于良好心理素质的形成。由此可见,良好的心理素质对动作技能的学习和掌提起着促进作用。不言而喻,开展学校心理健康教育,可以为学校体育工作打下良好的心理基础。

三、体育运动的育心作用

科学研究表明,体育锻炼是一种低投入、低风险和低不良反应的有效促进心理健康的手段。体育锻炼促进心理健康主要表现在以下几个方面：

（一）促进智力发展

经常参加体育锻炼，对提高脑细胞的功能及工作效率都有很好的促进作用，为智力发展提供了生理基础。经常参加体育运动不仅能增强神经系统的机能，从而提高人的注意力、记忆力、反应速度、判断力和想象力等智力因素，还能使人在空间和运动感知方面的能力得到提高。比如，打乒乓球时，球在空中飞行的速度是很快的，一般把球从本方台面打到对方台面不到 0.5 秒，在这样短暂的时间内，要求运动员对来球的方向、速度、旋转、落点等全面观察，迅速做出判断，并立即决定对策，迅速移动步伐，调整击球位置与拍面的角度，进行挥拍击球。为了适应各种复杂变化，运动员必须经常转换动作和战术，这就要求他在打球时思想集中、反应快、神经系统特别是视觉神经系统要处于良好的兴奋状态。因此，经常练习乒乓球能有效地提高眼、手、脑的反应速度和协调性，培养机智、灵活、冷静、果断的品质，促进人的协调性、灵敏性的提高。

同时有研究表明，一般情况下大脑耗氧量是人体耗氧量的 25%，运动时可达到 32%。经常参加体育锻炼有利于头脑清醒、精力充沛，有益于血液循环和神经细胞兴奋与抑制的交替，更有助于学生的注意力集中稳定、知觉敏锐精确、记忆状态良好、想象力丰富、思维灵活等智力因素的健康发展。研究发现，一般人的简单反应时和复杂反应时分别是 217.5 ms 和 372.5 ms，而经常参加体育锻炼者的两种反应时分别是 161.5 ms 和 248.5 ms，后者的神经反应时明显快于前者。同时体育锻炼使非智力因素，如兴趣、动机、情绪等得到发展，有助于兴趣广泛、动机良好、情绪稳定，对提高智力具有促进作用。

体育比赛的场面复杂多变，观看体育比赛还可以提高观察、分析、判断、独立思考等能力。除此之外，运动还可以促进血液循环，使大脑获得更多的养分，提高脑力劳动的效率，可以增强大脑兴奋和抑制过程的转化，提高神经系统的反应性和灵活性。

（二）改善人际关系，提高社会适应能力

我国著名医学心理学教授丁屈指出，人类的心理适应主要的就是对于人际关系的适应，人际关系是影响一个人的心理是否健康的重要因素之一。在生活中，我们常常可以发现，那些人际关系好的人总是心理愉快、精神饱满，对什么事情都充

满兴趣,这些人生活得很愉快、很舒畅;人际关系不好的人常常无精打采、郁郁寡欢,缺乏生活的乐趣。

体育运动是来源于生活又高于生活的一种特殊活动,存在着人与自身、人与自然、人与人之间、个人与集体之间、集体与集体之间的相互交往性。尤其是集体性运动项目,它既要求参与者充分发挥个人技术特长,又要求他们相互配合和协助,共同享受获胜的喜悦,忍受失败的心酸。通过体育运动,可以广交朋友、交流信息,学会关心他人,帮助同伴,从集体中获得价值感、归属感、亲密感。通过与他人的接触,还可以消除孤独感,忘记烦恼和痛苦。可见,参加体育运动,不仅有利于个体忘却工作、生活带来的烦恼,消除精神压力和孤独感,而且可以使个体社会交往的需要得到满足。此外,在体育运动中,可找到志趣相投的知音,从而给个体带来心理上的益处,有利于形成和改善人际关系。另外,轻松、高雅的娱乐性体育运动可以愉悦人的身心,缓解紧张心理,增进心理健康。可以说,参加体育运动的过程就是一个与他人紧密协作的配合过程,这样的参与能够有效地提高参与者的心理素质和对现代社会人际关系的适应能力。

(三) 改善情绪状态

情绪是衡量心理健康的主要标准之一,不良情绪往往会导致心理问题,而体育运动能给人带来愉悦的情绪,降低紧张和不安。体育运动本身蕴藏着诸如竞争、合作、冒险、挑战、刺激、拼搏等刺激,这些都会引起人们相应的积极情绪体验,如愉悦、兴奋、享受、畅快等。研究表明,经常从事体育运动的人较少出现紧张、焦虑和抑郁情绪。

(四) 减轻应激反应

应激是指个体对应激源和刺激所作出的反应。体育运动能减轻应激反应,这是因为体育运动可以降低肾上腺素感受体的数目和敏感性。而且经常进行体育运动可以降低心率和血压,从而减轻特定的应激源对生理的影响。有规律的、低中等强度的体育锻炼可以产生积极的应激,也是消极应激的缓冲器。坚持慢跑、自行车和游泳等有氧运动,是减少应激的有效方法。有学者做过这样的实验,要求一些高应激反应的成年人参加散步或慢跑训练,或接受预防应激训练,另一些不做任何训练,结果发现,与未接受任何方法训练的被试相比,接受其中任一种训练方法的被试处理应激情境的能力较强。

（五）消除疲劳

疲劳是一种综合性症状，与人的生理和心理因素有关。当一个人的情绪消极或任务超出个人的能力时，人在生理上和心理上都会很快产生疲劳，而中等强度的体育锻炼可以使身心得到放松。青少年持续紧张的学习压力容易造成身心疲劳和神经衰弱，通过参加体育锻炼，可以提高身体素质和运动能力，提高身体抵抗疲劳的能力，也可以使身心得到放松。

（六）降低焦虑和抑郁水平

在心理治疗领域已经达成这样的一种共识：体育运动是缓解焦虑症和抑郁症的有效手段之一。有研究表明：诸如散步或慢跑之类的运动对降低焦虑和抑郁水平有较为显著的作用，而且锻炼者参加锻炼前的焦虑和抑郁程度越高，受益于体育运动的程度也越大；体育运动后，即使心血管功能没有提高，焦虑和抑郁的程度也有可能下降。美国的一位心理学家对大学生做跑步试验发现，跑步能成功地减轻大学生在考试期间的焦虑情绪，且发现适当步行也能降低焦虑状态和血压。运动降低焦虑的作用与其他治疗方法如冥想、放松疗法、完全性休息的效果是一样的。

（七）强化自我概念和自尊

所谓的自我概念，是指一个人对自己的身体、思想和情感的整体评价。它由许许多多的自我认识所组成，包括"我是什么人""我喜欢什么""我主张什么""我的学习非常优秀""我是很有吸引力的"等。具有正确的自我概念，就意味着能客观地认识自己，积极地对待自己。体育运动有助于认识自我。体育运动大多是集体性、竞争性的活动，自己能力的高低、修养的好坏、魅力的大小，都会明显地表现出来，从而使自己对自我有一个比较符合实际的认识。竞争的成功可以提高自信心和抱负水平，可以获得同伴和集体的承认，从而可以使人正确地认识自己的社会价值。体育运动还可以有助于自我教育。在体育运动中暴露自己的缺点，发现自己的优点，可以不断修正自己的认知和行为，将自己的潜能和长处发扬光大，努力改正和克服自己的缺点和不足，正确地对待成功与失败。

自尊是在自我概念的基础上，对自己各方面的自我评价和情感反应，如"我对自己优异的学业成绩感到自豪""我对自己富有吸引力的身体感到非常满意"等。由于自我概念和自尊都是由许多方面的自我认识所组成，它们在适应社会和人格形成方面都起着很大的作用。研究表明,青年人对自我身体方面的关注达到了最高点。据有关报告显示,54％的大学生对他们的体重不甚满意。而且,身体肥胖的个体更可能有身体自尊方面的障碍。身体自尊主要包括一个人对自己运动能力、身体吸引力、健康状况以及对自己身体的抵抗力等各方面的评价。身体自尊与整体自我概念和自尊有关。当个体对身体形象不满意时会降低整体自尊,并产生不安全感和抑郁症状等。

体育锻炼可以对参加者身体方面的自尊产生巨大的影响,从而最终影响自尊。例如,一项降低体重的训练可以明显影响参加者的身体外表知觉和身体想象。如果体育锻炼达到足够强度和时间时,它就会影响自尊。当一名学生在他的首次体育比赛中获胜了,这将对他的体育能力是一次肯定,就能提高他对这一能力的知觉。如果他能够继续成功,则有可能提高其身体自尊,到最后可能会提高整体自尊。

(八) 行为适度

心理健康的人行为协调,反应适度。行为协调是指人的行为是一贯的、统一的,而不是反复无常的,表现为在相同或类似情况下的行为的一致性。反应适度是指既不异常敏感,又不异常迟钝,刺激的强度与反应的强度之间有着相对稳定的关系。体育运动大多是在规则的规范要求下进行的运动,是在"公开、公正、公平"的宗旨下进行的运动。在体育运动中,每一位成员都会受到规则的约束,个人的行为要符合规则要求,因此,体育运动对培养人良好的行为规范有着重要的积极作用。

(九) 培养合作与竞争意识

合作与竞争是现代社会对人才的要求。体育运动是在规则的要求下,使双方在对等的条件下进行的体能和心理等方面的较量。这种竞争就是追求卓越成绩的努力,证明自己或本队比对手更强、更出色。同时,体育运动又包括个人和集体项目,在一个集体中,每个成员为达到共同的目标而相互合作。因此,要求每位成员的一切行为都要有整体意识,要从全局出发,要抛弃个人的私心杂念,为加强和发挥整体力量而努力。当然,这种合作不局限于同一集体内,还应包括对手、观众、裁判等方面的合作。不尊重对手、观众,不服从裁判的判罚,比赛就无法进行。因此,体育运动可以有效地培养人的合作与竞争意识。

（十）培养坚强的意志品质

一个心理健康的人,应有明确的学习目标和生活目标,并有达到目标的坚定信念和自觉行动,表现出果断性、坚韧性、自制力及勇敢顽强和主动独立等精神。意志品质既是在克服困难的过程中表现出来的,又是在克服困难的过程中培养出来的。体育运动一般都具有艰苦、激烈、紧张、对抗及竞争性强的特点。在体育运动中,要不断克服客观困难(如气候环境条件的变化、动作的难度或意外的障碍等)和主观困难(如紧张、畏惧、失意、疲劳等),这当中包含了来自生理、心理、体内、体外等各个方面的因素。运动员越能努力克服困难,也就越能培养勇敢顽强、吃苦耐劳、坚持不懈、沉着果断、机智灵活、谦虚谨慎等意志品质。从体育运动中培养起来的坚强的意志品质往往可以迁移到日常的学习、生活和工作中。同时,参加体育运动必然会经常体验到成功的喜悦、失败的沮丧、进步的欣慰和失误的悔恨,这种磨炼对心理承受力的增强有着积极的作用。

综上所述,体育运动对促进智力发展、培养优秀人格品质、增进心理健康等方面具有不可替代的重大意义,而且方法简单易行,易于被人接受。因此,我们要在遵循心理健康与体育运动相互作用的规律的前提下,科学合理地开展体育运动,促进自身心理健康发展。

四、传统体育独特的育心功能

传统体育对人心理情绪的调节主要是通过以下几个方面来完成的。一是通过肢动使紧张能量得到疏泄。不良情绪往往可以积聚为一股巨大的身心能量。这种能量如果没有正常的渠道加以疏导,就会以不同的形式外化,表现为一些身心症状。传统体育从肢体运动强度来说属于有氧运动,运动强度适中。以适中的肢体运动强度配合经络中"气"的运行,使得这股能量即能得到引导,又可以得到释放。二是通过呼吸进行调节。传统体育运动的特点之一就是对"气息"的调节。当人带有紧张、不安、愤怒、慌乱等不良情绪时,跟随功法练习的节奏进行有规律的呼吸吐纳,可以明显达到缓解不良情绪效果。三是进入安静状态得到调节。传统体育是一种缓慢柔和、动静相兼的运动。传统体育练习过程大多数是"静中寓动"、"动中寓静"。在现代快节奏的生活中,"安静自然"恰恰是对不良情绪的一种独特的宣泄方式。以"清净雅致"的心态平息胸中的不快,从而排解不良情绪的困扰。四是想象调节。在练习传统体育时,经常会冥想自己身处一个山清水秀、鸟语花香的优美环境之中,周围都是一些美好的事物。在这个冥想的过程中,人的精神高度集中,杂念被抛出,不良情绪也就随之被排除。五是身心放松调节。人在安静状态下对一些美好事物进行想象,很容易使大脑和肌肉放松下来。大脑、肌肉一旦放松,紧张、愤怒、慌乱等不良情绪自然被弱化。

传统体育中蕴涵的传统文化对人的心理能起到调节作用。千百年来,传统体育在其发展过程中深深植根于传统文化这片沃土,传统文化是传统体育运动的母体和载体,没有我国底蕴深厚,内涵丰富的传统文化,就不可能形成传统体育这种形式独特的运动。在传统体育养生课的课堂上,学生不仅可以通过习练传统体育来体会功法本身所蕴含的传统哲理,更可以通过教师对传统文化的讲解和剖析了解传统文化中的心理健康观。

传统体育的配套音乐对人的心理能起到调节作用。高校教学中所教授的传统体育套路(包括健身传统体育、导引养生功以及其他的一些著名功法),都有与之相配套的专用音乐。这些配套音乐都是在功法编创时期聘请音乐界的专家、学者所创作,与功法的意境、特点相融合。健身气功伴奏乐速度缓慢优美、古朴柔和,可使广大的练习者从快节奏的日常生活中解放出来,心平气和、精神放松地进行功法练习。健身气功伴奏乐充满了鸟语、微风、流水等生机勃勃的大自然之声,可以使人仿佛置身于世外,暂时忘却现实生活中的烦恼,心旷神怡。

五、体育运动改善心理健康的机制

体育锻炼能够降低应激反应、调节情绪、增进心理健康、预防和治疗心理疾病,虽然这些已被许多研究事实所证实,但其中的中介机制和影响因素尚不十分清楚。许多研究者认为,其原因除了可以从生理学的角度来解释之外,还可以从心理学的角度来加以分析,即体育锻炼能产生良好心理健康效应有着其心理学的机制。为此,研究者们提出了一些关于体育锻炼心理效应产生和作用的理论和假说。

(一)动力平衡理论

良好身心状态在西方锻炼心理学中是一个被频繁使用的词汇,也是一个很受重视的研究领域。个体良好身心状态体验的特质方面是指心境状态的跨时间的平均水平,是个体最频繁体验到的心境状态。其过程则是指心境状态跨时间的变化性。个体倾向于把他们心境状态的水平维持在稳定的特质水平上。这一过程被称为心境的动力平衡模型。

为了维持个体特质的良好身心状态水平,其动力平衡模型中需具备平衡机制和失衡机制两种机制。平衡机制具有双向调节功能,维持一种中间的心境水平,即无论是负性心境还是过高的良性心境水平,最终都被恢复到心境的平均(特质)水平。失衡机制与平衡机制恰好相反,它使心境偏离特质水平。这种失衡对于心境长期固定在中间水平而无变化的个体而言是必要的。一些锻炼心理学家的研究已经证明,一成不变的生活环境并不意味着一定的良好身心状态水平,平庸的日子会使人厌倦、抑郁。

1. 关于锻炼类型活动的研究——平衡效应

有氧锻炼健身和耐力训练等非竞争性、无胜负结果的锻炼类型活动可产生情绪改善现象,即愤怒、抑郁、激动、疲惫和混乱降低,精力提高。此外在心境改善方面,愉悦性提高,愤怒性和抑郁性降低;在放松方面,平静性提高;在适当活跃方面,活跃性(经常但不总是)提高,疲惫性降低。这些结果与性别无关,而且初始心境越差,这些效果就越明显。不同的锻炼活动方式的效果(如有氧舞蹈、游泳、跑步和举重练习等)基本相同。因此已有结论认为,无竞争性的锻炼类型活动具有心境平衡效应。

2. 关于竞技性体育活动的研究——失衡效应

有关竞技性的存在双方竞争和胜负结果的体育活动对心境影响作用的研究认为,竞技性体育活动有两种不同的心境效果。第一种效果与心境的紧张、激活性维度有关,即在活动前活跃性、激动性有预期的提高,而在活动后又有大幅度的降低,这种现象就是紧张循环。紧张循环与活动(比赛)的胜负无关,对心境具有失衡效应。第二种效果与心境的评价性维度有关,即胜利后的喜悦、愉快和失败后的愤怒、抑郁。

这类活动的心境效应与性别、年龄无关,且它们的比赛情境比其训练情境具有更明显的影响。很多研究都支持了竞技性体育活动具有的心境动力平衡过程中的失衡效应这一假设。对于索然无味的单调生活方式来说,这种失衡效应的意义是显而易见的。而对于第二种效果,因为不可避免的胜负结果,致使胜负双方体验不同的心境状态,这使竞技类型的活动在改善心境状态方面存在先天的缺憾,尤其是当这种活动的竞赛意味很浓的时候。

（二）认知行为假说

认知行为假说的基本前提是，身体活动和身体锻炼可诱发积极的思维和情感，这些积极的思维和情感对抑郁、焦虑和困惑等消极心境具有抵抗作用。这一理论解释同美国教育心理学家班杜拉的自我效能理论是一致的。班杜拉认为，人们完成了一项自己认为较为困难的任务后，他们会感到自我效能的提高。对于没有锻炼习惯的人来说，身体锻炼是一件困难的事。如果能够使自己养成锻炼的习惯，人们就会体会到一种成功感和自我效能提高感。这种感受有助于打破与抑郁、焦虑和其他消极心境状态相关联的恶性循环。

（三）社会交互作用假说

社会交互作用假说的基本前提是，身体活动中与朋友、同事等进行的社会交往是令人愉快的，它具有改善心理健康的作用。体育运动是来源于生活而高于生活的一种特殊活动，是与造成人们心理障碍的活动不同的一种活动。在比赛场上人和人之间的交往中，用语言和文字进行的交流少，用身体的动作、表情、眼神等非语言的交流多。这是因为表情或身体活动和语言一样具有传达意思的作用。通过对方的表情就可知道是喜还是怒，进一步根据对方的动作就可以理解对方的意图。在比赛中我们常常可以看到运动员通过拥抱、拍拍肩膀、对对手掌或握手等身体接触来表达友好、亲爱之情。这种特殊的交往形式使人与人之间交往时不会因为感情深浅、地位高低、年龄长幼、长相俊丑、不同种族而存有戒心。这种在运动中形成的全新的人与人之间的关系随着运动时间次数的增加而不断得到强化。被强化了的这种关系在以后的生活中可以成为经验，而这种经验在后续生活交往中对个体原有的心理过程又有很好的调节作用。特别是对心理障碍患者来说，运动可以改变个体对人对事的态度、想法，从而取得治疗心理障碍的效果。

研究表明，身体锻炼不论是集体进行还是单独进行都具有健心作用。虽然有一些研究发现，单独进行身体锻炼甚至比与其他人一起锻炼更能降低抑郁，但我们不能就因此而忽视集体活动或锻炼的作用，尤其是老年人。

（四）分散注意力假说

分散注意力假说的基本前提是，身体活动给人们提供了一个机会。使他们能够分散对自己的忧虑和挫折的注意力。例如慢跑、游泳等运动活动能使参与者锻炼时进入自由联想状态。在单调重复性的技术动作中,通过冥想、思考等思维活动,可能促进思维的反省和脑力的恢复。这种对注意力的有效集中和转移,可以达到调节情绪的目的,从而有利于锻炼者的心理健康。

通过体育锻炼可以使人分散对自己的忧虑和挫折的注意力,使消极情感得以发泄,使紧张情绪得到松弛并趋向稳定。同时,体育锻炼也可以为郁积的各种情绪提供一个公开的、合理的发泄口,使遭受挫折后产生的冲动通过运动得到升华和转移。研究表明慢跑、游泳等活动能使锻炼者进入自由联想状态。对于那些参加集体性项目(如篮球、排球等)的锻炼者来说,他们必须全身心地投入到活动之中,没有时间考虑那些使他们感到忧虑的事件。这种对注意力的有效集中和转移,可以达到调节情绪的目的,从而有利于锻炼者的心理健康。

(五) 运动愉快感假说

运动愉快感本身是一种积极的情绪体验,它似乎是使体育锻炼的心理健康效应达到最大值的一个重要的中间变量。如果体育锻炼者不能从体育活动中获得乐趣,那么可能会影响他在活动后的心理状态。从生理学的观点来看,体育锻炼能促使人体产生一种欣快物质——内啡肽,该物质可使人心情愉快,精神振奋,情绪高涨。我们有理由相信,如果个体经常参加体育锻炼,并经常体验到运动愉快感,那么体育锻炼必将产生长期的心理健康效应。因此,体育锻炼对心理健康有积极作用的关键因素在于锻炼者能否从运动中获得乐趣。

(六) 心血管功能假说

心血管假说的基本前提是,心境状态的改善同心血管功能的改善相关。身体锻炼通过加强心血管系统的功能,增强血管的收缩性和渗透性。健康的血液循环可使体温恒定,有助于保持神经纤维的正常传导性,从而有利于心理健康。另外,体育活动引起的体温升高可使人产生短期安静的效果。该理论基于脑干温度的变化,可使肌梭活动和大脑皮层电活动减少,从而达到放松状态。

(七) 胺假说

胺假说的基本前提是,神经递质类化学物质分泌量的增加同心理健康状态的改善有关。神经递质在神经之间以及神经与肌肉之间起传递信号的作用。研究表明,抑郁的人经常出现胺分泌量减少的情况(如去甲肾上腺素、血清基和多巴胺等的减少),而爱活动的大鼠则出现去甲肾上腺素增高的现象。从理论上分析,身体锻炼刺激了神经递质的分泌,进而对心理健康起到促进作用。另据美国的柯斯楚巴拉医生报道,有氧运动的另一项反应是副肾髓质以外组织分泌的激素增加。他说:"近期的沮丧理论指出,沮丧的原因是神经元中缺乏副肾髓质以外组织分泌的激素,神经细胞传递信息因而受延误。跑步时,该激素增加,跑步后,分泌量亦增高。"因此就像医生以药物治疗器官的疾病一样,你可以视跑步为大脑自己开的药方,用以治疗行为这个器官。

(八)内啡肽假说

内啡肽假说认为,身体锻炼促进大脑分泌一种具有类似吗啡作用(止痛并出现欣快感,见前述)的化学物质。这种内源性吗啡样多肽是从脑、垂体肠中分离出来的一种多肽,具有吗啡样活性,是体内起镇痛作用的一种自然神经递质,其镇痛作用可持续3~4小时,并可像吗啡一样使个体出现欣快体验。内啡肽引起的这种欣快感可降低抑郁、焦虑、困惑以及其他消极情绪的程度。

人在进行长时间运动时(60分钟以上),体内内啡肽能保持较高水平。内啡肽分泌所引起的这种欣快感可以降低抑郁、焦虑困惑以及其他消极情绪的程度。这一假说对于那些运动成瘾现象的解释十分适合。但目前对这一假说的实验证据还不多。

综上所述,前五种假说主要从心理角度、后三种假说主要是从生物化学角度来说明身体活动与心理健康之间的关系。但是没有一种假说能满意地解释体育活动与心理健康的关系。身体运动与心理健康的关系是一个非常复杂的问题,很多研究目前还只是停留在假说方面,很多问题还有待于进一步实验研究。

六、体育锻炼的消极心理效应

(一)过度训练与心理耗竭

过度训练也叫过度疲劳,是由于长期训练不当,长期疲劳积累所引起的一种病理状态。其临床表现多数与一般人的神经官能症相似,因此有人也称其为特殊的神经官能症。只有少数的普通体育锻炼者,绝大部分情况下是运动员才会出现过度训练。过度训练是由于一段时期内运动负荷超过了人体的承受能力,造成疲劳积累而产生的一系列功能障碍及病理改变的结果。其原因有二：①由于生活不规律，营养不合理，劳逸结合得不好，机体得不到合理的休息，结果使机能状况不佳，功能逐渐下降；②由于训练安排不当，违反教学、训练原则，比赛过多或比赛之间缺乏足够的休息，引起疲劳的积累。

心理耗竭是一种运动应激症状，是运动者在运动中长期无法应付的运动应激而产生的一种耗竭性心理生理反应，与运动者的认知因素直接相关。体育运动中的心理耗竭是一种综合征，它注重身体和精神上的耗尽、运动员对体育运动的兴趣减少及欠佳的场上表现。心理耗竭是一种精疲力竭的心理反应，是经常性地、有时甚至极端地为应付训练和比赛要求而付出努力，但又没有收到效果所引起的；是一个很强的，或者是一种很持久的高压力状态，给运动员带来一种无法去应付外界的超负荷感觉体验，然后产生的一种生理的、情绪的和行为的耗竭状态。

过度训练是针对训练过程和手段而言；疲劳常由过度训练导致，主要表现为生理上的不适应，使运动员不能依照标准处方训练，而且也不能保持以前的成绩；心理耗竭则是更为复杂的现象，它具有多层次的含义，影响因素众多，除了训练造成的身心负担之外，还有压力运动投入、过早加入竞技运动、外在期望运动人格等都可能导致心理耗竭的发生，进而影响生理、心理的变化，最终可能导致他们从压力环境中退出。

(二) 锻炼成瘾

任何一种活动成瘾对人体都有害，体力活动和锻炼也不例外。人们参与锻炼是因为它有趣，可以让个体对自己感觉更好，同时它还可以带来生理和心理的收益。但参与锻炼也可以成瘾，尽管成瘾的可能只是普通人群中极小的一部分。有关锻炼成瘾的描述主要集中在以下三方面：①行为与参与锻炼的持续时间、频度、强度和历史有关；②心理与对锻炼的病态认同有关；③上述两者结合。锻炼成瘾不仅和行为有关，更为重要的是隐藏在这一行为背后的心理原因。

锻炼成瘾是指对有规律的锻炼生活方式的一种心理生理依赖，锻炼成瘾可以分为积极和消极两种，积极锻炼成瘾的人能够控制锻炼行为，而消极锻炼成瘾的人容易受锻炼行为的控制。汤普森等人将锻炼过度或锻炼消极成瘾现象称为"锻炼依赖性"，形成锻炼依赖性的个体一旦停止锻炼24～36小时，就会出现停训症状。这些症状一般与停止锻炼有关，包括焦虑、易怒、肌肉痉挛、全身发胀和神经质。一项研究比较了锻炼成瘾者和非锻炼成瘾者的差异，发现这些差异主要表现在四个方面：①锻炼成瘾者锻炼后更难以休息，并产生更多的应激；②参加体育锻炼后体验到高度积极的情感；③当错过一次锻炼机会后产生高度的抑郁、焦虑和愤怒的情绪体验；④为完成某项锻炼计划倾向于忽视身体的不适疼痛或伤病（特别是男性）。

七、大学生常见心理疾病的运动处方

大学生正处在学知识的黄金时期，但相当一部分学生由于学习紧张、缺乏锻炼、性格内向等种种原因，常常被一些心理疾病所困扰，自己又无法解决，严重地影响学习和身体健康。其实，运动是改善心理问题的良好手段，针对大学生常见的心理疾病，我们可以采取以下运动处方进行缓解。

（一）神经衰弱

持续的精神紧张状态，长期的内心冲突引起的头痛、失眠、记忆力下降、易兴奋，可导致疲劳和情绪不稳。多由学习过于紧张、疲劳过度、精神压力大、休息不好等引起。

【运动处方】

◇ 选择一项合适而感兴趣的项目进行练习，如长跑、太极拳、气功等。

◇ 采用强度适中、速度和节奏较慢的动作进行练习，心率控制在 120 次/分以内。

◇ 每天早晚坚持锻炼半小时左右，以促进新陈代谢，加深睡眠。

（二）焦虑症

表现为心情烦躁、生气不安、忧心忡忡，常伴有头疼、头昏、心慌、冒虚汗等不适。多由生活、学习不顺心所引起。若长期处于焦虑、紧张、愤懑不平的状态，可引发失眠、高血压、冠心病、抑郁症等，严重危害身体健康和降低生活质量。

【运动处方】

◇ 选择一些趣味性较强的活动项目来治疗，如篮球、排球、游戏、爬山、旅游等。

◇ 坚持练习太极拳。世界卫生组织已将太极拳列为心脏康复的运动项目之一，具有增强自我控制能力、平抑焦躁情绪的作用。

◇ 运动后要做充足的放松活动，让身体得到充分的放松，放松是该治疗的关键。

（三）抑郁症

多表现为食欲不振、懒散、情感淡漠、丧失兴趣、经常自责，严重者反复出现轻生念头，甚至有自杀行为等。此症多是学习较差、生活上困难、家庭不和睦、同学（事）关系紧张等原因造成的。一个人若老是处在压抑、失望、愤怒的情绪中，常常会诱发这种疾病。

【运动处方】

◇ 选择一种集体活动项目。如篮球、排球、足球等，提高与他人合作的精神，让患者体验合作后取得成功的喜悦，提高兴奋性。

◇ 进行每周 3 次、每次 30 分钟、连续 8 周的散步或慢跑，可减轻症状，自尊心增强，身体状况明显好转。

◇ 可通过瑜伽等健身运动求得心理平衡。

（四）强迫症

过分强调自身的某种异常感觉而产生焦虑不安的一种神经症状。患者的性格特征是敏感多疑、谨小慎微、好反复思考、要求十全十美。

【运动处方】

◇ 鼓励患者积极参加体育比赛，克服胆怯、畏缩、紧张、消极、孤僻的性格缺陷。体育比赛有竞争性，它总是与克服困难相联系，所以鼓励患者参加体育比赛就是利用比赛培养人的勇敢果断、坚毅顽强的意志品质，达到减轻焦虑症状、促进心理健康的目的。

（五）恐惧症

恐惧症包括社会恐惧症、疾病恐惧症、处境恐惧症。症状表现为紧张、惊慌、面红、出汗、口干、表情不自然等。多是由于性格内向，社会经验较少，社会地位低下等原因所致。

【运动处方】

◇ 可多参加集体活动项目，如篮球、排球、足球、拔河等，多参加社交活动，培养其对有益事物的浓厚兴趣，培养活泼开朗的性格，努力锻炼自己的意志和毅力。

八、几个心理拓展训练的体育游戏

心理健康教育的目的是提高学生的心理素质,培养学生坚韧不拔的意志品质,增强学生适应社会的能力。心理拓展训练就像一个安全的、充满真诚并富有挑战性的心理实验场,在一些特定的环境和气氛中,学生要不断克服自己的恐惧心理,提高情绪的自我控制能力,勇于挑战自我,战胜自我。因此,心理拓展训练对促进学生身心健康有着积极的作用。

(一)坐地起身

项目类型:团队协作项目。

场　　地:一块平整的场地。

器　　材:无。

项目目标:体会团队合作的重要性。

项目布置:

(1)首先要求学生 4 个人一组,围成一圈,背对背地坐在地上(坐的意思是臀部贴地)。

(2)一般来说,一个坐在地上的人,是很难手不着物站起来的。

(3)4 人手"桥"手,然后要他们一同站起来。很容易吧?那么再试试人多一点,如六至七个人,应该还不是太难。最后再试试十四五人一同站起来,那难度就会较高了。

说明:笔者亲自试过十多人一起起身,虽然试了许多次才成功,但证明是可以成功的。

注意事项:无。

引导讨论:成功往往就是再坚持一下。

(二)快速传球

项目类型:团队协作项目。

场　　地:一块平整的场地。

器　　材:一个皮球。

人员要求:20 人。

项目目标：体会双赢及团队合作的重要性。

项目时间：20 分钟。

项目布置：

（1）把队员分成 4～5 个小组，所有的队员围成一个大圆圈，一个组的队员必须在一起，不能分开。

（2）然后将一个小球交给第一队的第一名队员，要求小球必须传过每一个人，不能落地，并规定在 30 秒的时间内必须传完 5 圈。

（3）当规定时间到时，若还没有完成 5 圈，则小球在哪组队员手中，该组全体就要"受罚"（原地深蹲或俯卧撑等）。

（4）"受罚"后，开始进行第二轮游戏。

注意事项：

（1）开始后的第一轮，学生们会发现要在这么短的时间内传 5 圈是很困难的，因此在第二轮中，有的队可能故意放慢节奏"陷害"其他队。这时候教师要进行引导，通过几轮游戏反复后，使学生们发现："陷害"其他队的做法并不可取，因为那是随机的；而唯一能做的就是共同努力想办法去创造纪录，比如大家把手伸出形成平面，让球在上面滚过去等。

（2）有些队员可能因"受罚"而产生情绪，认为不公平，所以每轮从不同的起点开始，并在开始前打好"预防针"。

引导讨论：人心齐，泰山移。

（三）信任背摔

项目类型：个人挑战与团队配合项目。

场　　地：一块平整的场地。

器　　材：

（1）背摔台一个，约 150 厘米高。

（2）捆手布 2～3 条，约 60 厘米长。

（3）体操垫一块。

项目目标：

（1）克服心理恐惧。

（2）活跃集体气氛、增加团队凝聚力。

（3）增强相互信任和理解。

项目时间：小组学生为 15 人时,约需 70 分钟。

项目布置：

（1）集合学生,介绍项目名称和活动要求。

（2）说明活动要求学生轮流站于高台上双手握于胸前,直立向台下倒下,台下内全体学生保护其安全。

（3）挑选 10～12 名下方保护人员,摆成保护姿势。要求 1 对 1 地面对面排列,双臂向前平举,掌心向上,伸到对面学生胸前,形成人的手臂垫。说明腿要成弓箭步,学生倒下去注意手臂用力,抬头看着倒下的队员。将倒下学生接住后,用"放腿抬肩法"将学生平稳放下。开始之前,教师应先用身体下压学生手臂,让学生感受到重量并表现出足够的托力。

（4）上下呼应口令。

——台上学生大声问下面:"准备好了没有?"

——台下学生齐声回答:"准备好了!"

——台上学生听到回应后,大声喊:"一,二,三。"

——台上学生直挺身体向后倒下。

（5）教师站在台上,用捆手布将学生的手捆住后,用手抓住捆手布,从捆上布条至喊完口号前教师必须用手握住布条,以防学生突然倒下。教师站在学生身侧,提醒下面学生注意后,可以开始让所有学生按顺序完成该项目。

注意事项：

（1）要求全体学生摘去手表、胸针等易造成伤害的物品。

（2）第一位背摔者可由学生自报,但要确定一位体重较轻的人进行第一次背摔,体重大的人应放在中间做,并可适当增加保护人数。

（3）有心脏病、脑血管病、高血压及严重腰伤者不能参加。

（4）背摔台的四脚应稳固结实。

（5）要注意台面木板是否结实。

（6）防止台上学生倒下时将教师同时拉下。

（7）教师在台上后移时注意防止摔下。

（8）教师要检查背摔者身上是否有硬物等危险物品。

（9）未经上下口令呼应时不得操作。

（10）下方保护学生接住上方学生后不得将其抛起。

（11）禁止将接住的学生顺势放在地上。

引导讨论：

（1）谈谈突破心理障碍瞬间的感受和挑战自我的意义。

（2）通过对比看和做之间的心理差别，体会换位思考和相互理解的重要意义。

（3）体会相互信任的重要性。

（4）理解按要求进行挑战是最安全的。

（5）有些事情未能做或未能做好，并不是能力不行而是心理不行，而心理素质是可以通过锻炼加强的。

（6）不是不能做，而是不敢做，这不是能力问题，是心理问题。

（7）心理保护层厚的人，现有的能力也很难发挥。

（8）不断突破心理保护层是成功的关键。

（9）关键在于不断地突破自己，走出第一步。

（吴志坤　徐划萍）

参考文献

［1］商银行.运动心理学［M］.西安：电子科技大学出版社，2017.

［2］钱建龙.体育运动与身心健康［M］.武汉：武汉大学出版社，2006.

［3］井玲.体育锻炼与大学生心理健康［M］.武汉：湖北科学技术出版社，2009.

［4］宋清华，胡建平，张笑莉.太极拳当代价值与国际传播研究［M］.北京：九州出版社，2015.

［5］黎慧琳.杨式太极拳简易套路24式［M］.成都：成都时代出版社，2013.11.

［6］晨曦.心理疾病运动处方［J］.家庭医药，2010，01：519.

［7］王涛.传统体育养生课程对大学生心理健康影响的研究［D］.北京：北京体育大学，2012.

第八章

芳香育心

撰稿人◎郑晓红

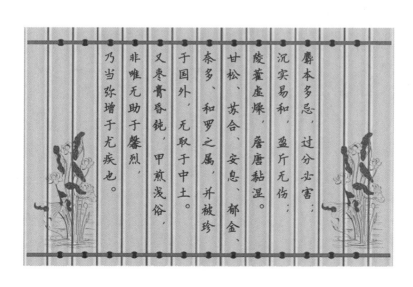

麝本多忌，过分必害；
沉实易和，盈斤无伤；
陵藿虚燥，詹唐黏湿。
甘松、苏合、安息、郁金、
奈多、和罗之属，并被珍
于国外，无取于中土。
又枣膏昏钝，甲煎烫俗，
非唯无助于馨烈，
乃当弥增于尤疾也。

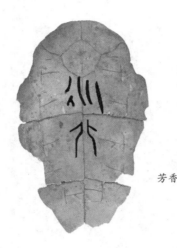

芳香

撰稿人介绍

　　郑晓红，上海中医药大学产学研办公室对外交流部主任，中国芳香研究院中医芳疗教育与对外交流部主任。兼任上海市养老服务行业协会医养结合专业委员会委员，IFPA 国际认证芳疗师助教讲师，IFPA 国际认证芳疗师，美国 NAHA 认证芳疗师 IFPA。曾担任 2017 年上海市加强公共卫生体系建设三年行动计划项目"中医特色医养结合示范工程"项目子项目"芳香疗法与中医结合对早期认知症、睡眠、抑郁等方面干预"负责人，省部共建高水平大学"中医特色医养结合建设"项目子项目"中医特色芳香疗法情绪疗愈"负责人。

　　中医自古有芳香辟秽疗法,运用芳香植物的历史悠久,早在5 000年前就开始选用芳香植物采用佩戴、烧熏、涂抹、塞鼻、取嚏、洗浴等方式,起到调节情志、防病治病的效果。中国的香学文化源远流长,所用的香料基本上都属于芳香类药物。

　　中医运用芳香植物用以治疗,作为药味,称之为芳香药。中国自古便有自己本土所产的芳香植物用以药物,也有作为调香品、香料,或是驱邪除秽杀虫。汉武帝时代,随着张骞出使西域打开了中原与西域贸易往来的丝绸之路,西域的香料和药草传入我国,并在唐朝因对外贸易不断扩大而至鼎盛。伴随着新的芳香植物品种而来是异邦官方和民间对于这些芳香植物的应用经验与基本药性的知识,并与中国的传统医学体系不断相容。中国古代医家们对其芳香植物药性特点及治疗机理的认识逐步加深并经过临床实践,逐步形成了芳香辟秽疗法,并将其作为中医的重要组成部分之一。

　　中国使用芳香植物最早的记载见于先秦春秋战国时代。殷商甲骨文中就有熏燎、艾蒸和酿制香酒的记载;殷墟出土的商周时期甲骨卜辞《殷墟卜辞》就提到熏燎、艾灸法和佩戴香药祛病防疫的记载。

　　中医的外治法早于内治法,是最古老的医疗方法。周代则有佩戴香囊、沐浴泡有鲜花汤的习俗,芳香植物除了能辟秽以外,还具醒目提神、舒缓情绪、放松身心之效。

　　先秦古籍《山海经》载有:"有草焉,名曰熏草,麻叶而方茎,赤华而黑实,臭如蘼芜,佩之可以已疠。"这是现存对芳香植物防病功效的最早记载。中国最早的医书《内经》将治形与调神综合起来,把"形"与"神"作为一个整体对待,提出"形神同治"的治疗理论,并将香佩法归纳入"外治十八法"中,记载多种外治手段与药物,为中医外治法的发展,奠立了完整的理论基础。

　　春秋战国时期楚国人因气候潮湿而佩戴香包,浸沐兰汤,在门前悬挂芳香植物,屋内焚烧药草,以驱疫辟秽,防虫杀虫。当时的人们已经开始知道用芳香植物来浸泡药草酒,用来驱寒驱邪,治疗各种疾病。也开始在王室贵族中流行用桂、椒、兰等植物烹饪食物,改善肉的腥味。种植芳香植物以应用于治疗疾病、品香怡情在当时名人雅士的一种流行。

从春秋战国到秦汉,香疗法从实践应用层次进展到理论探索。

秦汉时期用香药以汤沐香、礼仪香为主,民间以佩戴香囊,睡卧香枕,烟熏香药等型态来防病治病、调节情志、避秽清洁,利用香药防治疾病兼具养生的生活方式已然建立。

汉武帝派张骞出使开通西域之路后,同时也开启中外交流序幕,中外使节带来生长于中土以外地区之芳香植物。随着各类芳香植物进入中原地区,在汉武帝的推动下,以"错金博山炉"为契机,博山式熏香文化大行其道,并有记载用香药防御和治疗时疫,据《博物志·异产》记载:"汉武帝时,弱水沙土西国有人乘毛车以渡弱水来献香者,帝谓是常香,非中国之所乏,不礼其使。留久之,帝幸上林苑,西使千乘舆闻,并奏其香。帝取之,看大如燕卵,三枚,与枣相似。帝不悦,以付外库。后长安中大疫,宫中皆疫病。帝不举乐,西使乞见,请烧所贡香一枚,以辟疫气。帝不得已听之,宫中病者登日并差。长安中百里咸闻香气。芳积九十余日香尤不歇,帝乃厚礼发遣饯送。"汉武帝时,弱水沙土以西国家有人乘着毛车渡过弱水前来进献香料,武帝认为是普通香料,不是中国所罕见的,便没有对使者以礼相待。使者逗留了好长时间,有一次武帝巡幸上林苑,西方使者请求武帝听他享告,并把香料献了上去。武帝拿过来一看,香料像燕子的蛋一样大,共三枚,与枣子相似。武帝很不高兴,就把它交给了外库收藏。后来长安城里流行瘟疫,宫里的人都染上了疫病,武帝愁得不再欣赏音乐。西方使者前来求见,请求烧一枚进贡的香料来驱除邪气。武帝迫不得已依他所说去做,宫里的患者都豁然而愈。长安城里百里都闻到香气,这芳香持续了九十多天还没有消散,武帝于是备了厚礼并派人给他们饯行。据考证使者进贡的香料是传说中的古龙涎香。

魏晋以后很长的一段时间,芳香植物都是达官贵人才能享用的珍贵之物,贵族子弟盛行以芳香植物来熏衣染香,即祛除不雅气息,又使心情愉悦,最负盛名的就是魏文帝曹丕,他喜好以迷迭香熏衣入肌,并赋有《迷迭香赋》流传于世。芳香植物进入中医领域应用后,因被医药家认识其行气、止痛、辟秽、舒缓情志等功效,成为临床常用药品,例如沉香、熏陆香、苏合香等。名医华佗使用麝香、丁香等制作成小巧玲珑的香囊,悬挂在患者的居处,以此治疗肺结核、吐泻等疾病。

1973年,位于湖南省长沙市东郊的马王堆汉墓,出土了一具保持完好的女尸和众多随葬品,其中有大量的芳香植物所制作的香囊、香枕以及熏香器材,其遗留在内的药物经分析有辛夷、香茅、佩兰、茅香、花椒、干姜、肉桂、高良姜等芳香类药物,具有很好的陶冶情志、辟秽防病的作用。按照中国的习俗,随葬物一定是主人生前极为所爱和身份的象征,意为死后依旧可以过着生前奢华的生活。从这些出土的芳香药物可以说明在几千年前的古老中国,芳香植物已经广泛的用在贵族的日常生活中,古人已经懂得运用芳香植物祛虫辟邪、调节情志、为尸体进行防腐处理。

《神农本草经》成书于公元前 104 年,又称《本草经》或《本经》,托名"神农"所作,集东汉以前药物学之大成,中医四大经典著作之一,是中国现存最早的中药学专著,全书分为三卷,记载药物 365 种,其中 252 种是与芳香植物有关。例如:木香至今仍为芳香开窍药的代表。《神农本草经》按四气五味阐述功能,提出了辨证用药的思维,较详细的著述了芳香中药的一般药物性质,对用药剂量、时间等都有具体规定,为后世运用芳香药物提供了重要依据。

《名医别录》则在秦汉历代医家陆续汇集,以《神农本草经》为蓝本,将药物的药性功用主治等内容有所补充之外,又补记 365 种新药物。书中记载的药物主治功效,有一些已经超过《本草经》,如桂可发汗、百部根可止咳等等。书中亦收录了汉晋以来民间和外国传入的香药,如沉香、檀香、熏陆香、苏合香、蔷糖香等,这些书为后世医药学的发展奠定了基础,也为香疗法的发展提供了药物学的依据。

魏晋南北朝可谓是中医芳香疗法发展史上承先启后的时期,芳香植物作为芳香辟秽疗法在临床使用方法也日趋丰富,包括了内服、佩带、焚烧等各种方法,诸多医家的著作,也为中医芳香疗法的发展提供了中药药物学的依据。南朝著名的史学家范晔,不仅撰述了著名的《后汉书》,还编撰了我国第一部香类方药专书《和香方》,可惜正文已佚,仅有自序留存,但从后世医家著作中,仍可找到该书内容梗概。自序云:"麝本多忌,过分必害;沉实易和,盈斤无伤;陵藿虚燥,詹唐黏湿。甘松、苏合、安息、郁金、奈多、和罗之属,并被珍于国外,无取于中土。又枣膏昏钝,甲煎浅俗,非唯无助于馨烈,乃当弥增于尤疾也。"自序讲述了部分香药的性味效用,列举麝香、沉香、藿香、詹唐等六种国产香药,并提出甘松、苏合香、安息香、郁金等是外来香药。《合香方》总结了南朝以前有关香药的知识、临床应用、常用剂量,书中还特别强调香药不宜过量,否则香药之利反成其弊,对芳香植物作为香药在临床上使用提供了理论依据,对当时及以后本草书籍的编撰、临床用药起到了显著的指导作用,可以说对后世中医芳香疗法的发展具有决定性的影响。

东晋葛洪编著的《肘后备急方》是中国第一部临床急救手册,书中提出流行病和传染病为"疠气"的概念,《治瘴气疫疠温毒诸方·第十五》记载芳香中药外治法一直被后世所沿用,"太乙流金方"以"三角绛囊贮一两,带心前并挂门户上";"虎头杀鬼方""捣筛,以蜡蜜和如弹丸,绛囊贮,系臂,男左女右""方有菖蒲、藜芦,无虎头、鬼臼、皂荚,作散带之"。《肘后备急方》不仅提出悬挂香佩法,更是记载了最早的芳香植物制成香粉、香脂、汁液等养颜润肤、调节情绪、护发香体的香疗处方。

隋唐五代是国富民强的盛世,伴随着海陆丝绸之路的开通,促进国内外贸易大幅发展的同时也促进了文化的交流,最引人关注的就是香药,商贸不仅引入了大量中土以外的香药,同时也传授很多香药的用药经验、配方,甚至医学理论。

唐代是中国佛教最隆盛的时代,由于许多帝王崇信佛教,加上王朝以香供佛,外来香料大量涌入,香料价格降低,使得宗教用香与生活用香走向普及化。同时,唐代也是芳香药应用史上的鼎盛期,由于香气本身能使人提振或安抚情绪,产生身心美妙感受,而香料大多为芳香药,王宫贵族、庶民百姓除了熏香礼佛、佩戴香包、熏染衣饰、沐浴香汤之外,还利用香药防治疾病,而作为具有美容香身的香脂香膏,更是香中极品,常常被用来作为地位身份的象征。皇帝也把香药作为赏赐卿臣、嫔妃的珍品,庶民则互赠亲友。由朝廷设置太医署机构,促进了中医药的进步,无论在理论还是临床应用方面展现很大的成就。由于这一时期中医学处于领先地位,对邻近国家的医学体系产生重大影响,因此,香药应用于医药在唐代也创下了对后世深远的影响。

孙思邈《千金翼方》中曰:"面脂手膏,衣香藻豆,仕人贵胜,皆是所要。"《备急千金要方》首先提出外感温热病可传染、也可预防的概念,并选用芳香药预防外感温热病,如用雄黄丸沾唇、太乙流金散烟熏、虎头杀鬼丸于月朔望时夜半中庭烧一丸、川芎白芷粉粉身等。孙思邈在其医学著作中介绍了大量熏香、美容、辟秽、避瘟、疗疾之用的芳香药配方及使用方法,为中医芳香疗法真正走入寻常百姓家做出了巨大贡献。

我国最早的一部外来药专著《海药本草》,作者李珣通医学,家族以经营香药为业,对外来香品有较之常人深入而独到的见解,因外来药多从海运而来,故名《海药本草》,依中国医药学的理论和方法加以论证药物作用,书中对药名释义、药物出处、产地、形态、质量优劣、真伪鉴别、采收、炮制、性味、主治、附方、用法、禁忌等都有记载。其中多为国外输入的药物,香药更多达五十余种,如:青木香、零陵香、甘松香、茅香、瓶香、丁香、乳头香、安息香、甲香、迷迭香、荜澄茄、红豆蔻、没药……堪称香药专书。其成书之后,不仅扩大了药物研究的范围和应用形式,更进一步丰富了芳香疗法在中国的发展。

王焘编著的《外台秘要》汇集了唐以前历代香疗法的验方,辑有面膏、面脂、澡豆、手膏、熏衣干香等。

两宋时期由于与东南亚诸国的海上贸易频繁,并成为经济的一大主力,朝廷于公元971年在广州设置市舶司,专管对外航海贸易,其中以香药的进出口占首位;同时朝廷还成立了"香药局",实行香药专卖制度,最高峰时期香药的贸易收入超过了国家收入的四分之一,成为左右朝廷国力的项目,与此同时,芳香药发展至宋代达到了前所未有的高峰,朝廷专设太医局、和剂局,集全国之人力物力,搜集整理医药资料,组织汇编大型方书。芳香药也趁着这股东风逐渐进入到大众的视野中,并深入所有阶层,得到了前所未有的发展。其中,《太平圣惠方》记录有120多种以香药为名的方剂,而《圣济总录》和堪称我国史上第一部的成药典《太平惠民和剂局方》,因所载香方疗效卓著,对后世中医芳香香疗法的影响深远。王璆原的《是斋百一选方》记载了百解散、圣僧散、保真汤、神术散、神授太乙散、救疫神方等治疫或防疫方,用药多为苍术、白芷、川芎、紫苏、陈皮等香散之药。随着时代的推进和有识之士的潜心研究,香药已经从单一的熏衣除臭、清洁逐步进入养生、保健、膳食,直至医疗领域,使用范围越来越广泛,而其对于身心健康的疗愈,尽数描述于北宋黄庭坚所著《香十德》:"感格鬼神、清净心身、能除污秽、能觉睡眠、静中成友、尘里偷闲、多而不厌、寡而为足、久藏不朽、常用无障"。

元代在对外经济贸易中,芳香药物仍是主要的商品。来自南海的贸易船所支付的关税中,单单胡椒一项就占40%、白檀及其他的香料占40%、精品占30%,政府指定了八大项专利品,仅限政府机构贩卖,其中乳香的数量比例远大于其他七项,中医芳香疗法的应用和研究承袭宋朝兴起的局方学派的发展趋势。

明代将中医外治法广泛应用于临床各科疾病的治疗,成就了更完整的中医芳香疗法。《普济方》是中国历史上最大型的方书,其中广泛辑集明朝以前的香疗医书,专列"诸汤香煎门"收集了97首的香疗验方,有香汤、香茶、熏香、焚香、香膏等,并详细记载方药组成、制作、用法等。

李时珍的《本草纲目》记载香药80余种、芳草类中药13种、香木类15种,几乎收录了所有香药。且专辟《本草纲目·卷三百病主治药·瘟疫》一节收录具有辟疫作用的药材,记载许多香方和以香药为主的药方及使用方法,采用"烧烟""熏鼻""浴""枕""带"等用法达到辟秽防疫、扶正祛邪、安抚神志、宁心助眠等治疗效果,麝香"烧之辟疫";沉香、檀香"烧烟,辟恶气,治瘟疮";安息香"烧之"可"辟除恶气";茱萸"蒸热枕之,浴头,治头痛";端午"采艾,为人悬于户上,可禳毒气"等。

清代吴尚先(师机)著的《理瀹骈文》(又名《外治医说》)系统化整理和总结中医

外治法,亦建立了中医外治法的理论系统,是清代成就最大、最具影响力的中医外治专著,也是我国第一部专门研究膏药的专著,详细论述膏药治病原理,指出膏药的应用方法和配制方法,纳入敷、熨、罨、涂、熏、浸、洗、擦、搭、抹、嚏、吹、吸、捏、咂、坐、塞、踏、卧、刷、摊、点、滴、烧、照、缚、扎、刮痧、火、罐、按摩、推拿等数十种外治方法,对各种外治法的作用机制、辨证论治、药物选择、用法用量、注意事项等做了系统的阐述,使中医芳香疗法成为内治法的替代疗法,建立了完整的理论体系。

中医芳香疗法在清代无论是达官贵族还是民间百姓均十分喜爱,并完全融入日常生活之中。四大名著之一的《红楼梦》(曹雪芹著)就以细腻的笔触写下浓浓的香气氛围,文中不仅出现了藏香、麝香、梅花香、安魂香、百合香、迷香、檀香、沉香、木香、冰片、薄荷、白芷等不同品类的 20 多种香料;还描述了香饼、盘香、瓣香、线香、末香等不同形态的香方。除了熏香、焚香、香包等使用方法之外,还有用芳香药治病的情节,薛宝钗从娘胎里带来的一股热毒,犯时出现喘嗽等症状。一个和尚给宝钗说了个"海上仙方儿",这种药就叫"冷香丸",书中记载冷香丸是将白牡丹花、白荷花、白芙蓉花、白梅花花蕊各十二两研末,并用同年雨水节令的雨、白露节令的露、霜降节令的霜、小雪节令的雪各十二钱加蜂蜜、白糖等调和,制作成龙眼大丸药,放入器皿中埋于花树根下。发病时,用黄柏十二分煎汤送服一丸即可,薛宝钗每次发病服用倒也灵验。

清宫御医也记载了许多芳香药组方,如陈可冀主编《清宫配方集成》收录的"避瘟散",是以苍术、白芷、枳壳、薄荷、菖蒲、木香、草果、熟大黄、藿香等 20 多味药共研极细末,绛囊盛之,用于"外受感冒"等。

现代医家秉承传承、发展与创新中医的信念而上下求索,为中医芳香疗法的发展起到融会贯通、创新发展、推陈出新的作用。

张慎斌在《马王堆古方香袋防病观察》中谈到自 1982 年始用马王堆古方配制香囊防感冒,取得了良好的效果。1982—1989 年共 500 例实验者,选择符合标准的易感冒者,依疗程佩戴香囊,结果使用香囊后 1～2 个疗程常年不患感冒者 123 例,占 45%,感冒次数明显减少,近季节感冒在 2 次以下者 225 例,占 45%,余者感冒次数有不同程度的减少。

2009 年 9 月原卫生部办公厅、国家中医药管理局办公室印发的《甲型 H1N1 流感中医药预防方案(2009 版修订版第一版)》指出:可用芳香化浊类中药,制成香囊,如苍术、艾叶、藿香、当归、白芷、山柰、草果等。香佩法经过历代医家的验证,已经被现代民众们用于日常治未病。

从历代医家的医著中均能看到芳香药的踪影,以及他们收集或通过临床实践而发明的芳香药方及使用方法,如香佩法不仅能够防疫治疫、疗愈外感内伤的疾病,对于情志问题引起的各种疾病也具有非常好的疗效,特别是在治未病方面的功效尤为彰显。

随着中医药的创新发展和中药制药技术进步,以及西方自然疗法的融入,中医芳香疗法更是进入到一个崭新的阶段。现代中医芳香疗法以中医理论体系为基础,融合芳香疗法的长处,利用先进的萃取技术将芳香植物精华,制定严格的对症配方及剂量,采取外治内服方法,达到形神同治的效果。

芳香植物对于情志的作用一直贯穿着整个中医芳香疗法的发展中,从《黄帝内经》的形神同治可以看出,心理与情绪对于人体的健康具有极大的影响,现代医学研究表示健康是由"生理—心理—情绪"三方面的因素决定的。从心理及情绪角度观察,当人们对于某件事情极度紧张并产生恐慌时,会引起各类的心理问题和情绪问题,进而影响到生理状况,即为中医所称的"七情内伤"。七情,是指人的喜、怒、忧、思、悲、恐、惊等情志变化,是机体对外界刺激的正常反应。适度的反应,为人之常性,属生理范畴;但若突然、剧烈的或过于持久的外界刺激,超过了人的自我调节能力,则可导致机体气机紊乱,脏腑损伤,导致疾病发生,称为七情内伤。七情内伤有时可直接伤及内脏。不同的情志刺激所伤的脏器有所不同。七情内伤有三个致病特点:首先损伤内脏,心为主导;其次为病众多,气病为先;最后情志波动,加重病情。大疫时节,人们大多处于忧、思、悲、恐、惊的状态。首先,过度忧伤悲哀,可以耗伤肺气;恐惧过度,可以耗伤肾的精气;思虑过度,可使气机郁结,脾失健运;大惊可以伤及心神或累及胆。心为君主之官,神明出焉,胆为中正之官,决断出焉。心气安逸,胆气不怯,则能决断思虑。如若获悉家人挚友染疾受大惊,或闻噩耗,惊吓心神,遂致惊悸。惊悸者,心虚胆怯之所致也。七情内伤虽对应一定的脏腑,但心为五脏六腑之大主,在人的精神情志活动中起着主宰作用,故损伤内脏,心为主导。其次,七情内伤最易导致脏腑气机逆乱的病理变化。气机,指气的运动,其形式有升、降、出、入等,各种病因作用于机体,皆可影响脏腑气机,其中,尤以七情干扰为显。因为导致各种情志变化的刺激因素不同,故七情所引起的脏腑气机变化也不一样,即怒则气上,喜则气缓,悲则气消,恐则气下,思则气结,惊则气乱。因此中医认为为病众多,气病为先。最后,劣性的或消极的情志变化,则能加重病情,或疾病过程中,因剧烈的情绪波动,使病情急剧恶化。如有心血管系统病史的患者,若突然获悉至亲好友的离世,可使阳升无制,血气上逆,发生突然昏仆,或半身不遂、口眼歪斜等症;也可因突然剧烈情志波动,出现心绞痛、心肌梗死,病情迅速恶化,甚至猝死。可见当时有很多人是传染瘟疫而死,还有很多人因为受到各种情绪打击致使正气虚弱,正不敌邪而获病。

人体通过鼻腔内的嗅觉上皮细胞辨别具体气味,位于鼻腔的前庭部位,每侧大约2500个嗅觉细胞,每个嗅觉细胞拥有至少10根小绒毛,称为"纤毛",这些纤毛布满了特定的凹点和接受器,对具体的气味,比如柑橘属气味、花香、麝香等产生反应。这些接受器高度敏感,能够察觉超过1000种不同的微量浓度的气味,同时,气味将通过嗅觉感受器直接进入大脑。中医芳香疗法选用芳香植物通过萃取获得的多样性芳香小分子——精油。精油通过嗅觉感受器穿透血脑屏障进入大脑边缘系统,直接影响自律神经系统功能。研究表明使用精油嗅吸,促进分泌多巴胺、血清素,刺激交感神经提升血液中肾上腺素浓度,抑制乙酰胆碱酯酶和丁酰胆碱酶。因此,精油能够对体温、睡眠、激素、消化系统、心率、呼吸、血压等具有调节作用,由此可见,精油对身心能够产生放松、镇静、激励、平衡、聚焦和集中注意力、舒适、消除恐惧、缓解疼痛等作用,并且还能从心理方面正面影响心情、认知与行为的可能性。

当代大学生的心理健康决定了生活状况、学习状况以及将来的发展。就目前来讲,大学是大学生离开父母跨入社会的第一步,大学生不仅仅面临学业的压力,还将面临来自人际交往、家庭、社会各方面的压力,日积月累的压力如果调整不及时,将给大学生带来各种心理问题。根据统计,现在高校中大学生心理问题日趋突出,抑郁、自卑、焦虑、暴躁等案例时有出现,由此引发的生理问题也极大地影响着大学生的身体健康,引发失眠、胃肠系统疾病、内分泌失调等问题。而中医芳香疗法可通过中医外治法,根据中医辨证施治以帮助大学生解除紧张的情绪,达到育心舒压的作用。

目前大学生因心理问题而表现的焦虑、紧张、抑郁、暴躁等症状根据中医辨证分型大致归纳为心火亢盛、心肾阳虚、心脾两虚、肝气郁结、肝阳上亢、肝脾不调等证。

1. 心火亢盛

心火亢盛系心的阳气偏盛,即心火炽盛,可因情志之火内发,火扰心神,因火气通于心,心火内炽,扰于心神,则心神失守。

临床表现:心中烦怒,躁扰不宁,心悸怔忡,夜寐不安,甚则狂躁谵语,神志不清,面赤口渴,口舌生疮,溲黄便干,舌尖红绛,脉数有力。

精油配方:薰衣草15%、苦橙叶15%、山鸡椒10%、蓝莲花10%、缬草3%、依兰7%、柠檬30%、乳香10%。

功效：清心安神。

使用方法：

（1）滴入香薰机香薰。

（2）用植物油稀释至 8％ 浓度，滴在手心嗅吸。

（3）用纯植物酒精稀释至 10％ 浓度制成喷雾，每日喷洒。

配方解析：

薰衣草归心经，具有镇定安神、清热泻火的作用，平衡情绪，即可缓解焦虑和抑郁，又可平复亢奋、惊恐，舒缓压力。蓝莲花归心、肝经，具有清心凉血、解热毒祛风的作用，可消除内心的负能量，带入平静安宁的正面状态。苦橙叶是神经系统的镇定剂，具有舒缓放松的能力，可缓解焦虑与抑郁，并调整因焦虑引起的睡眠障碍。缬草归心经，具有镇定收敛、宁心安神、理气止痛的作用，用于心神失守的情绪失控、睡眠障碍。依兰具有重镇安神的作用，对于躁怒及抑郁具有调整的作用，并可缓解血压、调整睡眠。山鸡椒归脾、胃、肾、膀胱、心经，具有调节神经中枢的作用，可缓解焦虑性失眠。柠檬具有清热宁神收敛的作用，对于心火扰神之心神不宁具有非常好的平复作用。乳香归心、肝、脾经，具有很强的修复能力，不仅能修复生理机能，还能修复心理创伤，让心灵祛除杂质，充满正念。

2. 心肾阳虚

心肾阳虚皆因心阳虚衰，温运无力，肾阳虚衰，不能气化失司，肾阳不足不能蒸腾肾水上制心火，心火不能收敛上炎扰乱心神。

临床表现：情绪低迷，记忆力衰退，反应迟钝，慵懒不喜动，嗜睡无度，思绪不宁，烦躁易怒，失眠多梦，心悸怔忡，舌淡紫，苔白滑，脉弱。

精油配方：杜松 15％、穗甘松 7％、肉桂 8％、檀香 10％、香蜂草 15％、依兰 10％、五味子 15％、薰衣草 20％。

功效：温阳提神。

使用方法：

（1）每日滴入香薰机香薰。

（2）用植物油稀释至 8％ 浓度，按摩胸口、肾俞穴及脚底。

（3）用纯植物酒精稀释至 10％ 浓度制成喷雾，每日喷洒。

配方解析：

杜松滋养三焦，温补肾阳，振奋精神，能净化内心，祛除恐惧，对于肾阳不足不能固摄心神之思绪不宁、烦躁易怒具有很好的作用。穗甘松具有滋养心肾、提振精神的作用,可祛除内心不安,帮助重建信心。

肉桂辛甘、大热,归肾、脾、心、肝经,具有补火助阳,引火归原,活血通经的作用,可提振心阳,固摄肾元,温运一身之气,使低迷的情绪得到提升。檀香辛温,归脾、胃、心、肺经,具有滋补心肾、温中行气,养心安神,帮助提振内心的动力,清晰思绪,让内心回归本元。香蜂草具有非常强大的养心活血的作用,强化心血管系统,提振情绪,消除低沉抑郁的情绪。五味子酸、甘温,归肺、心、肾、脾经,具有宁心安神、补肾敛神的作用,对于心阳亏虚、肾元不固之心神不宁、烦躁失眠具有很好的温补收敛的作用,帮助内心自卑之人重塑信念。薰衣草可收敛上炎之虚火安神宁心,依兰提振精神,养心安神。

3. 心脾两虚

心脾与情志关系最为密切,劳倦思虑过度,损伤心脾,心血耗伤使气血不足不能藏神,脾失健运而气血生化无缘,则不能濡养心神,致心脾两虚。

临床表现:心悸胆怯,多思善虑,神疲倦怠,少气懒言,郁郁寡欢,头晕健忘,少寐多梦,面色不华,肢冷畏寒,纳差便溏,舌淡苔薄,脉细缓无力。

精油配方:菖蒲 5％、红橘 25％、桂花 15％、橘叶 20％、甜茴香 10％、当归 15％、安息香 5％、岩兰草 5％。

功效:养心健脾。

使用方法:

(1)每日滴入香薰机香薰。

(2)用植物油稀释至 5％浓度,按摩背部。

(3)用植物油稀释至 10％浓度,每晚涂抹脚底,直至吸收后用热水泡脚。

配方解析:菖蒲辛苦温,归心、胃经,具有健运脾胃、醒神益智,适用于心气不足、脾失健运引起的心悸心烦、失眠健忘、神疲烦躁、纳差等症,平复烦躁和起伏不定的情绪,并接受不完美的自我。红橘萃取于植物果皮,具有提神醒脑、理气健脾、燥湿化痰的作用,适用于气血亏虚、心神失养所致郁闷寡欢、心情低沉、情志不舒以及脾胃虚弱引起的不思饮食,让混沌的思虑沉淀,提升大脑的明锐性,乐于接受挑战。桂花辛温,归肺、脾、肾、肝经;具有提神暖心、健脾理气的功效,可缓解疲乏倦怠,畏寒纳差之症,并从内心认可自我,抛却以往纠缠不清的思虑情结。橘叶具有理气安神、健脾化湿、解痉止痛的作用,适用于脾气不足痰湿内阻引起的倦怠乏力、郁闷懒言,纳差便溏,其强大的解痉作用不仅能缓解身体上的痛楚,还能消除心理上的紧张,对于压力症候群具有很好的疗效,能够缓解因思虑过度引起的睡眠障碍。甜茴香辛温,归肝、脾、胃、肾经,理气和胃、散寒止痛,其强大的通经理气的功能不仅能帮助脾气健运,还能疏通近乎停止的思维,让倦怠的心情重新活跃,并放松因思虑过度而焦虑的情绪,净化内心,重新审视自我。当归甘辛温,归肝、心、脾经,具有养心活血、健脾生血的功效,适用于气血生化不足引起的多梦易惊,神疲乏力,头晕目眩,四肢倦怠,肢冷畏寒、面色少华等症,缓解身体上的疲乏与无力,并给予心理上的能量补给,祛除内心无力感和疲怠感,平复失衡的状态。安息香辛苦平,归心、脾、心包经,具有开窍醒神,行气活血、通络止痛的作用,恢复因脾失健运引起的胃肠功能失衡,并安抚气血不足失去濡养的大脑与神经系统,消除压抑的心理状态,舒缓忧郁、低沉、沮丧的情绪,与过去的自己告别,迎接新的生活。岩兰草归脾经,萃取于岩兰草深埋泥土中的根部,著名的镇静安抚精油,具有净化内心和平复情绪的作用,给予我们犹如扎根于大地般的安全感受,祛除恐惧和不安,脚踏实地地做好自己。

4. 肝气郁结

肝具有疏泄功能,喜舒畅而恶抑郁,若情志抑郁、气血不畅则出现肝失疏泄、气机郁滞而表现的证候。

临床表现:胸胁或少腹胀闷窜痛,胸闷喜太息,身困乏力,头晕目眩,失眠多梦,情志抑郁易怒,或咽部梅核气,或颈部瘿瘤,或症块,妇女多见乳房作胀疼痛,月经不调,甚则闭经。纳差,脉弦数。

精油配方:玫瑰10%、快乐鼠尾草15%、丝柏15%、甜橙25%、艾草20%、降香15%。

功效:疏肝解郁。

使用方法:

(1)用植物油稀释至5%浓度,每周一次经络刮痧。

(2)用植物油稀释至8%浓度,滴在香薰挂件佩戴嗅吸。

配方解析:

玫瑰甘温微苦,归肝、脾经,任脉,具有行气活血、疏肝解郁、调经止痛的功效,可温养肝脾两经,提振心情,舒缓压力,抚平沮丧、哀伤、妒忌和憎恶等负面情绪,能使人对自我产生积极正面的感受。快乐鼠尾草的英文名具有明亮、清澈的意思,具有清晰思维、安抚情绪、祛除烦恼、清心舒畅的作用,其温暖的特性可给人带来快乐的源泉。

气味清晰带有木质味的丝柏精油,可以疏通拥堵之处,消除疲劳,平息躁郁,让头脑保持冷静。萃取于果皮的甜橙有着甜甜香味,可舒缓理气、平缓神志、驱离紧张情绪和压力、改善焦虑所引起的失眠。艾草可温经散寒止痛,破除坚如磐石的外壳,让身心回归柔软的本源。

降香行气、活血、止痛,可缓解肝郁胁痛及少腹胀闷窜痛,对于烦躁、失眠、多梦,可舒缓紧张情绪,愉悦心身,宁心安神,改善睡眠。

5. 肝阳上亢

肝阳上亢证,是指肝肾阴虚,不能制阳,致使肝阳偏亢所表现的证候。多因情志过极、郁怒焦虑,气郁化火耗伤肝肾之阴,致使阴不制阳,水不涵木而发病。

临床表现:头晕目眩,头胀胁痛,面红目赤,头重脚轻,急躁易怒、心悸健忘,失眠多梦,腰膝酸软,五心烦热,舌红少津,脉弦或弦细数。

配方:佛手柑 20%、罗马洋甘菊 10%、德国洋甘菊 10%、茉莉 5%、薄荷 15%、葡萄柚 25%、没药 15%。

功效:平肝潜阳。

使用方法:

(1)用植物油稀释至 8% 浓度,滴在香薰挂件上,每日香薰。

(2)用植物油稀释至 5% 浓度,做头部按摩。

(3)配方:精油 5 ml 加入牛奶 100 ml,搅拌均匀后倒入浴缸芳香泡浴,每周 2~3 次,本方可每天使用。

配方解析:佛手柑具有补益肝肾的作用,清新略带花香的气味能创造一种放松和愉快的感觉,强大的疏通气机的功能缓解胁肋胀痛,缓解烦热。罗马洋甘菊是一款婴儿也可以使用的安全精油,具有很好的平肝安神的作用,能缓解生理上的痉挛和心理上的敏感及紧张,带给人以婴儿般甜美的睡眠。德国洋甘菊具有解痉止痛的效果,对于因情绪问题引起的紧张及生理性疼痛具有舒缓解痉止痛的作用,能够帮助紧绷的身体松弛,使郁怒焦急的过激情绪瞬间缓解。茉莉辛、微甘温,归脾、胃、肝经、任脉,作为精油之王的茉莉理气解郁,辟秽和中,有助于安抚神经,抗抑郁、稳定心绪,使情绪获得抚慰,增强自信心。薄荷具有舒缓身心的独特疗效,并能帮助集中思想,提升醒脑,增强记忆力和专注度。葡萄柚具有养肝利胆排毒的作用,其甜美的香气具有很强的安抚和抗抑郁功能,不仅能解除身体的疲劳,还能扫除心理的阴霾,给心理和身体进行一次彻底的大扫除。没药具有活血理气的功效,强大的温暖滋润作用可以使干枯的心灵得到滋养,帮助身体摆脱不适的同时,也帮助心灵摆脱枷锁,增强大脑活力,清醒思维,恢复身心朝气。

6. 肝脾不调

肝脾不调证,是肝失疏泄、脾失健运所表现的证候。多由情志不遂、郁怒伤肝、劳倦伤脾而引起。

临床表现:情志抑郁,暴躁易怒,两胁胀闷窜痛,喜太息,纳呆腹胀,便溏不爽,肠鸣矢气,或腹中雷鸣,走窜作痛,泻后痛减。舌苔白或腻,脉弦。

配方:豆蔻 12%、香附子 5%、天竺葵 15%、苍术 12%、厚朴 15%、五味子 12%、天竺葵 15%、生姜 14%。

功效:疏肝健脾。

使用方法:

(1)用植物油稀释至 5%浓度,每日晨起按摩腹及背。

(2)每日滴入香薰机香薰。

配方解析:

豆蔻化湿行气、涩肠止泻、开胃消食可帮助缓解肝脾不调引起的便溏腹泻。纳呆腹胀,其温里舒缓特性能缓解心理焦虑、精神压力,帮助提振精神、减轻心理疲惫感。香附子归肝、脾、三焦经,其疏肝解郁、和胃宽中之效可帮助缓解肝郁气滞、胸胁脘腹胀痛、胸脘痞闷,并潜移默化地修复心理失衡,让生理和心理均从创伤中振作复原,重新与人的潜意识相连,开启我们的智慧和直觉、自信。天竺葵具有祛风除湿、疏肝行气的作用,常常被用来解决肠胃方面问题,尤其是便秘与腹泻效果尤甚,并且天竺葵具有很好的平衡能力,能够帮助身体及心理从失衡状态解脱恢复平衡,重新给予内在的能量。苍术具有祛风散寒、养肝明目、燥湿健脾的作用,适用于脾失健运之倦怠嗜卧、纳呆腹胀,使人恢复活力,重新开启心扉,学会接纳和包容。厚朴行气化湿、下气除满、温中止痛,适用于湿阻中焦之湿热积滞之症,并可用于治疗因燥郁及情绪过于敏感而诱发痰气互结之梅核气症。五味子具有收敛固涩、益气生津、温脾补气的作用,针对脾虚所致便溏不爽、肠鸣矢气,或腹中雷鸣、走窜作痛、泻后痛减具有很好的疗效。生姜具有温中和胃健脾养肝的作用,作为根茎萃取的生姜具有很强的滋补作用,不仅滋养虚弱的身体,并能强健心理,坚韧信心,摆脱拖延习性,坚信自己能够做得更好。

(郑晓红)

参考文献

[1] 王琳,李成文.宋代香文化对中医学的影响[J].中华中医药杂志,2010,25:1874-1876.

［2］李时珍. 本草纲目［M］. 北京：商务印书馆，1930，1954 重印.

［3］付璐，林燕.《太平惠民和剂局方》香药考［J］. 中华中医药杂志，2016，31：3917－3921.

［4］孙亮，张多. 中国香文化的学术论域与当代复兴［J］. 民间文化论坛，2018，4：5－18.

［5］朱万晶.《黄帝内经》的心理治疗理论及其方法［J］. 中国民族民间医药. 2019，28：7－10.

［6］张慎斌. 马王堆古方香袋防病观察［J］. 贵州医学报，1992，（14）：32.

第九章

音乐育心

撰稿人◎于　清

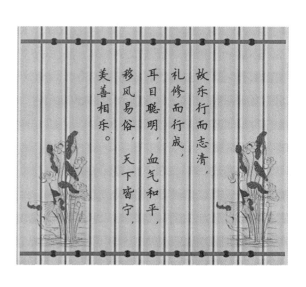

故乐行而志清，礼修而行成，耳目聪明，血气和平，移风易俗，天下皆宁，美善相乐。

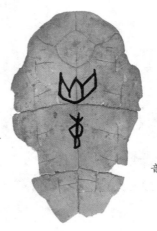

音乐

撰稿人介绍

　　于清,上海音乐学院教师。兼任上海市学校心理咨询师,上海中医药大学合唱团指导教师,上海音乐家协会合唱专委会会员,上海市学校心理健康教育名师(孙时进)工作室学员,上海高校心理咨询协会会员,上海市社会医疗机构协会肿瘤医学分会会员。自创歌唱疗愈课程,致力于歌唱对身心健康的疗愈研究与实践。

一、什么是音乐育心

提到音乐,在很多人的印象中,首先是供人们休闲娱乐或者休闲放松的一种方式,这并没有错,然而,音乐的作用远不仅于此。随着时代的发展,我国综合国力的提高,越来越多的人认识和接触到从西方引入的音乐治疗,这是一门集医学、心理学、生理学、音乐、艺术、哲学于一体的综合学科,用音乐的元素或媒介有针对性地开展治疗的方法,它有一套系统的干预过程,利用音乐的各种体验来帮助个体达到健康的目的。

其实,早在我国先秦两汉时期《黄帝内经》中就已经有了"五音疗疾"的理论,并且在临床中取得了较好的疗效。"乐"的繁体字"樂"和"药"的繁体字"藥"也告诉我们,古人很早就了解到了音乐和药物乃至健康之间的关联。

我国古代的音乐治疗和我们的传统文化一样,都讲求"天人合一""身心合一",注重人与自然社会和谐统一的原则。春秋战国时期《左传·昭公元年》中记载:"中声以降,五降之后不容弹矣。于是有烦手淫声,慆堙心耳,乃忘和平,君子弗听也。至于烦,乃舍也已,天以生疾。君子之近琴瑟,以仪节也,非以慆心也。天有六气,降生五味,发为五色,征为五色,淫生六疾。"《白虎通·礼乐》"调和五声以养万物",记载的也是音乐与健康的关系。嵇康在《养生论》提到"窦公无所服御而寿百八十,岂非鼓其琴和其心哉,并导引之术,此亦养生之一征也"。这些都进一步说明了音乐对人的身心健康的影响,由此可见,音乐在健康中的作用和运用在我国已有很长的历史。

在日常生活中,大家一定会有这样的经验:焦虑的时候睡眠会不好;紧张的时候心跳会加快或心慌;生气的时候总感觉上火,容易与人发生口角等。也一定会有情绪低沉,或者情绪不安、烦闷的时候,如果这些情绪长期积累伴随着我们,就会对躯体的健康产生直接的影响。

世界卫生组织给健康的定义,不仅仅是指躯体健康,其中还包括了心理健康。从中医学的角度来看,躯体和心理的健康是相互作用、密不可分的,因为中医注重的是整体观念,把人体自身看作是一个有机的整体,其中的每个器官都是环环相扣紧密联系的。《千金要方》中指出"上医医未病,中医医欲病,下医医已病",音乐育心正是可以从中医的角度出发,结合音乐的要素、感知、形式和技能训练等方面,防患于未然来医未病,帮助个体培养坚强的意志、良好的情绪和健康的个性,从而达到健康的心理,继而促进躯体的健康。

二、音乐为什么能育心

《乐记》"乐者,音之所由生也,其本在人心之感于物也"。人类生活在这个社会,必须从身、心、行等各方面与这个社会和自然保持统一和稳定才能健康,无论是疾病还是心理疾病都会使人产生焦虑和负担,严重者会减少与外界的沟通联系,就破坏了与社会和自然的平衡。音乐是一种由内心焕发出来的情感与意志的结合,它的本性如同人的本性一样都是自由的,所以两者相互关联、相互作用于我们的生命中。

从《乐论》"故乐行而志清,礼修而行成,耳目聪明,血气和平,移风易俗,天下皆宁,美善相乐"中,我们可以看到音乐与人的健康和思想感情是密不可分的。声音是一种波,它受频率、力度、音色,以及速度、节奏、音程、风格、旋律等特征的影响,会引发人体内机体的生命活动,使体内各器官之间的机能相互作用,产生联系。

在我国古代医学中,不但提出了五音与五脏的关系,还提出了与五行的关系理论,即,宫属土,通于脾,土气平稳;商属金,通于肺,金气清肃;角属木,通于肝,木气生发;徵属火,通于心,火气上升;羽属水,通于肾,水气潜降。《乐记·师乙》篇"明乎商之音者,临事而屡断。明乎齐之音者,见利而让。临事而屡断,勇也。见利而让,义也。有勇有义,非歌孰能保此?"说的也是不同音乐对人有不同影响。

这些充分说明不同属性的音乐会产生不同的效应,甚至乐思、乐句都会对人的心理和生理产生影响。因为音乐的频率振动会引起体内器官的共振,振动频率的快、慢、强、弱都会与身体发生反应,也可以利用振动来调节体内气机运行的平衡。例如:阳气偏旺、阴血偏弱的人,合适听节奏平缓、柔和宁静的乐曲,来缓和情绪、疏解焦虑;阳虚阴盛的人,适合听节奏欢快、热烈动感的乐曲,来振奋情绪、鼓舞意志。我们听到大调音乐时会感到气势磅礴、雄伟庄严,小调音乐则柔和暗淡、忧郁悲伤;上行的旋律让我们振奋昂扬,下行旋律则失落痛苦;大三和弦让我们感受到明亮,小三和弦则是柔和委婉的等。在影视作品中我们也会发现,在表现紧张情节时会用快节奏或不协和音程,在表现幽静闲暇时会用缓慢的节奏等。这些都是音乐对我们的心理和情绪带来影响造成的。所以当我们在剧情紧张、又怕又想看的时候,试着关掉声音,就不会那么害怕了。例如我们最熟悉的动画片《猫和老鼠》,其中几乎没有台词,完全靠音乐和动画的配合。

三、怎样运用音乐育心

社会信息和社会交往方面的不足,对人的心理健康会造成较大的影响。而音乐是一种社会性非语言交流的艺术形式,它是人类共同的语言,参加音乐活动其实就是在参加社会交往活动,常见的形式有音乐聆听、歌唱或乐器演奏、即兴创作等。

1. 音乐聆听对身心健康的作用及运用

元代名医张子和在治疗情绪低落、不自信的患者时,会请来艺人来唱歌伴舞,调节患者的神经;在针灸时,也会请一些艺人边演奏边唱歌转移患者注意力。因为音乐聆听是由于音乐波动的频率和大脑、体内器官的频率相一致时,引发的经络传感功能发挥作用,而对身心健康产生一定的作用,这与《内经》中五音五行五脏的学说不谋而合。

通常我们在聆听音乐时,除了感受频率共振之外,还需要知道哪些音乐会对我们的身心有帮助,同时可以找到一个舒适的姿势,结合放松和冥想的方式来引导我们在聆听时将情绪与音乐匹配。

角调式音乐多为木管乐器所奏,曲调亲切爽朗,清远、舒缓、飘逸,低而不臃、高而不亢,清脆悠扬似木,使人有升发之感,能疏肝利胆、养肝明目、平稳血压、提升神气,能入肝经,肝不好的人可多听这类风格的音乐。

五音为角,五行属木,情志为怒,怒气可抑思虑,多听这类风格的音乐可缓解思虑的情绪。例:民族作品《胡笳十八拍》《姑苏行》《鹧鸪飞》等,西洋作品贝多芬《A大调 No. 7 交响曲》Op. 92、施特劳斯《蓝色多瑙河圆舞曲》等。

徵调式音乐多为丝弦乐器所奏,旋律轻快、热情似火,能促进气血运行,调理神志、振奋精神,提高工作效率,能入心经和小肠经,心脏不好的人可多听这类风格的音乐。

五音为徵,五行属火,情志为喜,喜可抑忧,多听这类风格音乐可缓解过度的忧愁,例:民族作品《紫竹调》《步步高》《春节序曲》等,西洋作品莫扎特《G 大调小夜曲 K525》、拉威尔《G 大调钢琴协奏曲》、肖邦《英雄波兰舞曲》等。

宫调式音乐给人一种踏实、淳厚的感觉,温和而厚重似土,能精心调神,控制全身机制的稳定和冷静,能入胃经和脾经,脾胃不好的人可多听这类风格的音乐。

五音为宫,五行属土,情志为思,思可抑恐,多听这类风格音乐可缓解恐惧的情绪。例民族作品《十面埋伏》《春江花月夜》《平湖秋月》等,西洋作品贝多芬《C大调交响曲》OP. 21、海顿《C大调大提琴协奏曲No. 1第二乐章》等。

商调式音乐多为金石乐器所奏,音乐高亢、浑厚、铿锵雄劲、慷慨激昂,凄切委婉似金,能加强聚气、清心、扩充肺腑、增加肺活量,能入肺经和大肠经,肺不好的人可多听这类风格的音乐。

五音为商,五行属金,情志为忧,悲忧可抑怒,多听这类风格音乐可缓解怒气。例:民族作品《将军令》《金蛇狂舞》《阳春白雪》,西洋作品贝多芬《No. 3降E大调交响曲》Op. 55、马勒《第五交响曲》等。

羽调式音乐清幽明净、延绵似水,能炼精化气、镇定安神,还能壮大肾脏功能,刺激肾上腺素分泌,从而调节免疫系统,使之心志畅通,能入肾经和膀胱经,肾不好的人可多听这类风格的音乐。

五音为羽,五行属水,情志为恐,恐可抑喜,多听这类风格音乐可缓解过喜导致的癫狂。例:民族作品《梅花三弄》《霓裳曲》等,西洋作品贝多芬《交响曲No. 6》(《田园》)、《勃拉姆斯交响曲No. 3》Op. 90等。

2. 歌曲演唱和乐器演奏对身心健康的作用及运用

学习一项音乐技能的过程,是一个不断遇到困难、克服困难、获得成功的过程,它和任何一种学习的过程都是一样的,不同的是,无论是歌曲演唱还是器乐演奏,都伴随着愉悦的感受和体验,可以提升我们的感悟力、专注力、创造力,增强我们的学习能力和抗挫折能力。随着技能的增强,还能很好的提升个人的自信心。

平时多听音乐对健康是有很多益处的,如果身体能主动参与其中,效果会更好,歌曲演唱和乐器演奏都是主动参与到音乐活动中的。歌唱之所以容易被大众接受和喜欢,首先,因为它的门槛比较低,不用买乐器;其次,从理论上来说,只要能说话就能唱歌,所以不用刻意练习也能出来歌曲的雏形;最后,歌唱可以放松心情、宣泄情绪。"仁言不如仁声之入人深也",对于普通人来说,歌唱可以预防身体和心理的疾病;对于需要调节心理情绪的人来说,歌唱可以提供一个轻松愉快的人际交往空间和平台,使他们在歌唱中锻炼提高自己与人合作的能力和社会交往的能力;对于有生理疾病的人来说,歌唱可以通过多脏器共同参与运动来辅助治疗疾病。在巴洛克时期就有人认为可以通过歌唱促进心脏跳动和血液循环来治疗愈歇斯底里或抑郁症等神经性疾病,从而达到强化精神活动以及生理的一系列变化等作用。

乐器演奏的门槛会高一些,首先,需要购买合适的乐器;其次,需要左右脑配合刻意的练习,否则听不出来音乐的雏形;最后,需要熟练掌握乐器后才能表达自己的情感。演奏乐器能调节肢体的协调和肌肉的张力,能在无法表达自己的情绪的时候用来宣泄情感,能够在乐器合奏时锻炼社会交往能力。

3. 合唱对身心健康的作用及运用

现在很多人都关注到了音乐、歌唱对健康的帮助,大家纷纷运用唱歌软件倾诉和抒发,这是一种很好的途径。除了自己在家自己唱歌之外,我推荐大家可以多参加线下的合唱团。合唱从演唱方法看,有助于全身气血的运行,可以调动全身心的活动;从表演形式看,合唱是培养集体观念和协作精神的最好方式,可以通过集体环境来促进团员的相互交流,进而促进人际交往与沟通能力。在合唱中不同音色、不同声部要同时出声,必须要和谐与均衡,声部之间有时有旋律,有时是和声,为了达到音乐等各方面的和谐,团员们要学习理解、接受、让步等行为,只有默契协作,才能达到较好的艺术效果。

现在几乎每个学校、社区都会有合唱团,从少儿到老年全覆盖。但是,并不是唱歌都会对健康有益,掌握正确的方法非常重要。如果呼吸方法不正确,反而会造成淤堵;如果发声方法不正确,反而会造成喉咙痛、咽喉炎、嗓音嘶哑等,导致越唱越不好听,越唱越没信心,甚至情绪更加糟糕。所以,我们需要掌握一些正确的方法,来全面提升健康的质量。

(一) 呼吸

大家都知道唱歌最重要的是气,表现于我们的呼吸,是人体与大自然气体的交换,是我们呼出体内浊气,吸入大自然的清气的一个吐故纳新的过程,是人体重要的生命活动之一。《内经》中指出"五脏六腑皆令人咳,非独肺也",说明五脏六腑都参与了呼吸气机的调节。能不能唱好歌,就看"呼""吸"运用的是否正确。

结合《中医基础理论》我们来看看歌唱中的呼吸是怎样的。

"口鼻为气之门户",我们在唱歌时口腔和鼻腔是气息流动的通道,需要充分通畅。喉咙是清浊之气呼吸出入升降的要道,不主动参与发声,不能使劲。肺主出气,为气之主,唱歌时气需要吸的比平时深,所以清气通过口鼻、喉咙、气管进入肺的下半叶,引起横膈膜被压迫下降。同时丹田接住压力,与肺的压力形成了一个对抗的力量。肾主纳气,为气之根,在歌唱的过程中,气流的运行需要支持,丹田和肺的压力就存在这里形成支撑力。脾主运化,行气血生化,肝主疏泄,调畅气机,气不能停滞在脾胃肝，要流动起来，才能让气息和音乐流动。心主血，为"五脏六腑之大主"，所以唱歌可以通过气息在腔体内振动按摩给心脏带来活力，促进五脏六腑的健康，又因五脏与情志的关系，促进心理健康。

唱每一个音都要注意"呼吸"在发声前、中、后的正确的状态和位置，发声前气息要吸的深，发声时就要开始呼气，气息要既往外呼又保持住体内的相应的气压，发声后身体机能要快速还原，准备下一次"呼吸"。这样，就完成了一个标准的歌唱呼吸动作，即便不唱歌，对身体也是有益的。

（二）发声及位置

发声不代表喉咙使劲，前面有说过喉咙是不主动参与发声的，只是气流通过时被振动出声，然后通过共鸣腔发声。如果想要发出来的声音更加饱满，就需要将我们的胸腔、口腔、鼻腔、头腔等共鸣腔体尽可能地最大化，这就需要调整这些气流经过的通道内部和外部的肌肉，但是不能主动参与发声，可以想象将要打喷嚏或将要打哈欠的位置。

发声需要气息的配合，我们有可能发现自己的腔体是打开的，但是发出的声音却比较虚，这是什么原因呢？一般是因为身体和气息的参与不够主动，气息的压力不足以振动腔体形成共鸣；或是声音的位置不够集中，气息没有集中到面罩上。面罩和腔体同时具备，声音的位置就会比较高，听起来比较轻松、游刃有余，喉咙也会得到解放。

（三）歌唱状态

有些学过唱歌的人可能会觉得，要想唱得像歌唱家那样太难了。是的，唱歌需要全身心的配合，看不见摸不着，完全要靠感受，确实有一定难度。但是，我们普通人追求的是身心健康，不需要唱得那么完美，只要声音所带来的共振使身体感受到通畅、心理感受到舒畅就可以了。在国外有很多业余的合唱团，他们并没有那么的专业，他们的声音没那么有光泽，也没有太多的强弱变化，但因为发声方法统一，声音和谐，各声部音准很好，听起来依然很舒服。我曾跟朋友去参加过美国民间的合唱团排练，他们白天正常上班，晚上小镇上的居民会聚在一起，通过唱歌的形式放松、寄托情感、消除疲劳和烦恼。

他们在歌唱的时候相当投入和享受，丝毫看不出白天工作的疲倦，最主要的因素是思想的主动，从而带动身体的主动、气息的主动，最终达到歌唱的主动。什么是思想的主动？我们从《诗大序》中可以看到,歌唱源于"情动于中""言之不足故嗟叹之,嗟叹之不足故永歌之,永歌之不足,不知手之舞之足之蹈之也。"所以歌者主动表达的意愿非常重要。歌唱是一种倾诉的过程,也是情绪释放的过程,而且是一种积极的释放和宣泄,随着吐故纳新而来的是心理上的放松。而且,在歌唱的时候,能通过感受音高、音色、强弱的细微敏感的变化来提高感知力。尤其是合唱,多个声部交织在一起时,团员们的声音、情绪、呼吸需要很好的配合,组成的丰富而饱满的和声和富有磁性的人声,会给人的心灵带来震撼和感动。

(四) 选择音乐

1846 年著名医生克梅特在《音乐对健康和生活的影响》文章中指出"如果我们要用音乐来治疗疾病,就必须熟悉患者的生活方式、性格、气质、习惯和情绪。"因为音乐的速度、风格、频率都会给人们带来不同的感受体验。一般来说,节奏舒缓、优雅的抒情歌曲使人心平气和、安静放松;节奏明快、情绪热烈的歌曲使人心跳加快、精神振奋;哀婉、忧伤的歌曲触发内心的伤感,使人潸然泪下;轻松、欢快的歌曲触发内心的喜悦,使人欢乐愉悦;励志的歌曲能够给人以慰藉和力量,容易把人带出低落的情绪,给予更多积极的引导,等等。

所以要想帮助人们从负性情绪中解脱出来,在选择欣赏或演唱歌曲的时候,就需要更多地考虑到对情绪的调节作用。例如,针对有人际交往障碍的人,可以选用节奏舒缓、优美抒情的流行歌曲,帮助放松心情,消除他们内心的紧张与恐惧;然后可以选择一些节奏明快、欢快或者是励志的歌曲,唤醒他们内心深处的热情,最终帮助他们恢复人际交往的能力。

针对性格过于内向、孤僻、忧虑的人,可以先欣赏或演唱一些忧伤、孤独的歌曲,帮助他们把消极的情绪释放出来。再选择轻松、欢快的歌曲,激发他们内心深处的积极情绪。也可以选择一些励志歌曲,使他们获得心灵的慰藉,从而获得积极向上的力量,最终摆脱孤独、封闭和忧郁,让自己逐渐变得开朗和自信。

四、音乐育心医案

(一) 找到自我,培养自信

小 L 从小就喜欢听音乐,并且经常跟着哼唱,练就了较好的听记旋律的本领。

但是她只喜欢自己唱,不喜欢分享,也不喜欢和别人一起唱。加上性格本来就比较内向,在参加学校合唱队时容易造成老师和同学们的误会,久而久之和同学的关系就不太好了,也越来越不会与大家相处了。小L甚至一度讨厌唱歌,因为她觉得如果自己不会唱歌,就不会有这些问题和矛盾了。

中学的时候,小L又被音乐课老师拉进了合唱团,这时她发现,原来合唱有这么多声部,还会唱各国语言和不同方言的歌曲,是这么的有趣。一些同学除了练习之外还会自己玩起了各种和声。不善言辞的小L也被迫加入其中,感受到了大家庭的快乐。但在高中的时候,因为学校没有合唱团,小L就不再唱歌了。

进入上海中医药大学以后,小L没有立刻加入合唱团,直到被朋友拉进合唱团招新群,凭借较好的基础,她顺利通过面试。小L感觉这次的合唱团和以往参加的完全不同,老师很认真地指导小L唱歌的技巧。小L以前唱歌声音几乎是虚的,稍微大声一些就会不自觉地用嗓子唱,因此小L经常会把嗓子唱累到不想说话,甚至声音变得沙哑,特别是在之前的变声期,嗓子几度临近失声的状态。但经过大学合唱团老师的认真指导后,小L已经掌握了一定的技巧,不会用嗓子来唱歌了,这使她心情更好了。并且,她感觉老师会经常关注她的情绪变化和参与度,还经常关心她对方法的掌握和对讲解内容的理解度,这使从小怕生、内向的小L倍感温暖,让她更加喜欢合唱团这个团体,也更加喜爱唱歌。

解读:胆小内向、不爱说话以及外部事件的影响等原因,会使人们表现出抑郁、孤僻、自卑、紧张、焦虑等负面情绪,甚至不愿意与人交流,想把自己封闭起来。歌唱是一个比较自然轻松的自我表达方式,让人们在轻松的氛围中,表达内心的感受、倾诉和宣泄负面情绪,容易与倾听对象产生思想的共鸣,得到他人的情感支持。歌唱表演也是一个展示自我的机会,通过正确的歌唱训练、适当的语言引导和行动关注,有利于帮助人们胆子变大,敢于在他人面前展示自己,从而获得他人的认同,继而增强了自信心,性格也变开朗了,找到自我,愿意与人交往了,有助于实现歌者的自我价值。

(二)释放天性,回归本真

小W从小和外婆住在一起,是一个特别活蹦乱跳、自由自在的小姑娘。直到读书时,搬回家和喜欢安静的父母同住,并且进入一所对文化课的学习管理极为严厉的学校,虽然小W依旧活跃,喜欢参加学校的各项活动,然而不久后得到了文化课老师的反馈:"一有活动就心神不宁,不能安心学习。"这一度让小W认为,文艺与文化只能二取一,只要不是学文化课,就是不务正业。从此,她就刻意回避所有的活动,必须参加的也冷漠参与,对一切事物都逐渐变得冷漠。

考上大学后,亲朋好友都建议小 W 多参加些学校的活动,多去体验感受。于是,从小热爱唱歌的小 W 毫不犹豫地加入了合唱团。很快,团里活泼愉快的气氛就吸引了她。她发现,在这里能结识一群有着共同兴趣爱好的小伙伴,自己突然变得不再那么孤单了。同时,还有老师专业的指导,让小 W 第一次接触到了气息、位置、小腹、丹田、横膈膜、上口盖、软腭、鼻腔、眉心等一系列全新的概念。一开始小 W 很懵,常常找不到这些新概念在自己身上的位置,但是老师告诉她,要多跟着描述去感受和体会。在不断的学习中,小 W 惊喜地发现了曾经被她忽视许久的感受力,于是,她进一步尝试感受内心情感与声音、肢体的结合。

专业技巧的学习让小 W 的歌唱变得更加从容自在,她非常享受这种自由表达的感觉,体会到了最真实的快乐。

解读:艺术的学习是感知教育,是认知教育很好的补充。歌唱或者乐器的学习都不是以单纯掌握一门技能为目的,无论是方法还是音乐都需要在学习中体会和感受,不是为了得到某个结果(例如表演、考级等)去学习,也不是为了能唱高音或者一个演奏技术而找某个方法来解决。《素问·上古天真论》中黄帝问岐伯上古时候的人为什么年龄都能活到百岁以上,岐伯答上古之人,其知道着,法于阴阳,和于术数,艺术教育也是如此,讲求的是用自然和谐的方法,启发学生回归本真,去追求真善美。

(三)欲练技,先修心

一个机缘巧合,小 C 获得了老师的独唱指导。开始了一个从选择演唱曲目到音乐表达的漫长过程。由于小 C 喜欢的歌曲风格都比较奇异,并不适合她目前的训练,于是老师给她挑选了一些建议歌曲,但几乎全被小 C 拒绝了,因为她比较固执地喜欢和追求那些比较有个性但是不适合现阶段她的声音。这时,老师告诉她,每个人的声音都是上天赐予的宝贵礼物,我们要做的就是去感受它、发现它、接纳它、顺应它,进而找到最适合自己的一种方式。小 C 听闻后一惊:这不是与她学习中医时老师强调的"感受自我"很相类似吗!只不过中医强调体表与体内各脏腑机能状态的感受多一些,而唱歌主要感受由一系列发声器官主导的声音的呈献。

其次,在练习的过程中,小 C 出现了五花八门的问题,跑调、错拍、情感运用不当……小 C 下意识地针对某一问题进行特定的修改,但结果总是不尽人意,就像是拆了东墙补西墙,依旧漏洞百出。这时,老师指点小 C,想要解决这些问题,首先要找到它们出现的本源。在声乐里,那就是对气息的控制。而在中医里,就是所谓的"治病求本",找到问题发生的根本原因,再去治疗,才能保证"除根",不再反复发作。

同时,还有一个"整体观念"的体现。中医强调人体是一个整体,在某一脏腑或是部位发生病变时,需要将其结合其他脏腑、部位进行辨证论治。而在唱歌练习中也一样,当小 C 出现各种声音问题时,老师让她将全身所有与发声相关的部位结合起来进行练习,比如:小腹的运动、嘴角的弧度、笑肌的提起等。

在练习的过程中,小 C 还有一个不良习惯,就是习惯将问题抛向老师等待指明,缺少对自己的省视与反思。老师指出:在每一次唱完后,首先要自己听一下录音,自己去感受与分析,进而找到其中的不足。小 C 听后醍醐灌顶,这样一种思维方式其实不止是在练习唱歌中,在生活、学习中都非常适用,它能促进我们更好地鞭策自己,从而获得进步。

解读:唱歌也是要顺应自然、顺应身体的五脏六腑的,每个人的身体都是不一样的,所以声音也不一样,身体与气息很好的配合之后,才能唱出属于自己的美妙的声音,所以学唱歌的过程不仅是练听力的过程,也是在学习一种感受力,是不断感受与自我接纳的过程。中华传统文化博大精深,中医的整体观也是中华传统哲学的重要组成部分,因为歌唱的乐器就在我们的身体里,所以在歌唱的基本功练习中,我们也需要运用整体观的理念,调动所有和唱歌相关的气机,才可能掌握科学的发声方法,发出自己唱的舒服、别人听着舒服的歌声。万事万物均相通,无论我们做什么事情,也都要全面的分析问题,才能较好的应对不断出现的问题,将其化解,防止新矛盾的滋生;无论我们想要修炼什么,都要从心修起,这是一种心理状态与思维模式,是我们一切行为的根源。

(四) 清畅身心,强健体魄

作为一名业余的唱歌爱好者,小 J 没有受过任何专业的训练。在加入合唱团跟随老师学习之前,小 J 只是单纯地模仿喜欢的歌星唱歌,注意力大多集中在音准上,对气息的运用、发声的位置完全没有概念。老师的教学更新了小 J 对于唱歌的理解,通过四年的学习,小 J 能感受到自己的进步,不仅仅是唱功的提高,同时小 J 的乐感、演奏能力也得到加强。小 J 在参加学校举办的歌唱比赛中更加深刻地体会到,正确运用气息和位置声音会变得更有穿透力,这对小 J 最后能取得"十佳歌手"荣誉称号有很大帮助。

小J在中医院校学习的四年生活中,体会到老师教的唱歌方法与中医的精髓是一致的:气息向下叹然后会有一小股气息反弹到头腔,其实就是中医所说的升降出入,调畅气机。如果能在清晨时分(空气最好的时候)来锻炼,会更容易吸清排浊、宣发肃降。跟老师学习的这四年间小J明显感觉到感冒的发生次数变少,原本秋季见风必发烧咳嗽,现在身体抵抗力增强,吃药打针减少,肺虚咳喘也有所好转。

解读:中医会将衰老归因于气不足(气虚)、血不足(血虚),气血充盈得养就会产生保健功效。通过歌唱调节气机,让气体运化的精微增强脏腑功能,气机又能调节情志,情志又影响五脏,二者均可以增强机体的抵抗力。

(五) 提升自信心,增强责任感

小Q有着钢琴的特长,在合唱团担任的是钢琴伴奏,同时她也爱好唱歌,在伴奏之余,她会跟着大家一起练习唱歌。从弹钢琴的角度来讲,小Q觉得歌声与琴声互相依存,与中医"万物融合才相得益彰"的观念相似,歌声与伴奏相互配合,产生交相辉映的美感,也是中医的平衡之道。

在合唱团四年的合唱和伴奏的经历,让小Q感觉合唱与单独演唱、单独演奏是不一样的。在合唱团中,每一首歌曲需要包括指挥和伴奏在内的全体团员相互配合,合唱团员的声音、气口等都要和谐统一,伴奏既要配合合唱,又要紧跟指挥的情绪引领合唱。长期的训练增强了每一位团员的责任感,

在全体团员的努力下,合唱团水平逐渐提升,有了更多大场合演出、比赛,在成百上千的观众面前展示自己的机会,这也锻炼了业余歌唱爱好者的勇气,增强了自信心。

解读:无论通过任何方式提高自信心和增强责任感都不是立竿见影的,合唱不是一个人在战斗,每一位团员都不可缺少,每个人都为了同一目标奋斗,当把个人荣誉融入团队荣誉之时,每个人从心底油然而生的团队责任感和对同伴的信任是很可贵的。当自己的努力融化在团队美妙的歌声中、转化在观众热烈的掌声中,每个人的自信心也就油然而生了。

(六) 独唱的魅力

小K从小是个活泼开朗的小姑娘,喜欢唱唱跳跳,爱好广泛,可是总得不到父母的认可,她想学跳舞,父母说她太胖,她想学表演,父母说她太丑,渐渐她自己也不认可自己,觉得自己什么都做不好。幸运的是,她进了小学的合唱团,老师特别喜欢小K,觉得她不但声音好听,音准还特别好,于是很多领唱的机会都会给她,她

变成老师口中同学们学习的榜样,这大大增强了她的自信心。

但是好景不长,小 K 从初中到高中开始慢慢变声,学校合唱团也并没有教正确的发声方法,她怎么唱都感觉不对,有一次因为气息运用不当加上天气炎热,差点把自己唱晕。她知道自己的唱法不对,但是就是掌握不到要领,虽然大家还是觉得她唱得不错,但是她自己知道唱得不舒服,渐渐地就不太敢唱歌了,更害怕有机会独唱,因为她要花很多时间练习到一个听上去还不错的状态,并且在独唱过程中,害怕自己唱破或者怕别人觉得难听,所以越来越排斥独唱,而且也害怕和人打交道,她觉得大家肯定都听过她唱歌,肯定都觉得她唱得很难听,还是混在合唱团里好,很安全,没人能找到她。

进入大学之后,她毅然加入了合唱团,这是能让她有安全感、有依靠的地方。万万没有想到,合唱团老师非常认真负责,经常逐个抽查每个团员唱,给他们纠正问题。小 K 一度非常害怕抽查,吓得她唱得上气不接下气,声音很虚很抖,老师就经常盯着她练,教她方法,让她在全团面前唱,还让她参加小课的学习。起初她还不能理解,觉得老师让她在同学们面前难堪了,她甚至想退团,但是她就是喜欢合唱团的氛围。于是她咬咬牙,坚持了下来,在每次上课时都认真感受,下课后也经常练习。没想到,四年下来,歌唱水平大幅度提升,唱得好了之后,机会就多了,老师总让小 K 唱领唱,校外有歌唱类活动,也总是让她去锻炼。唱得越好小 K 就越自信,越自信就越促进她唱得更好,越来越多的人和她交朋友,她感觉自己恢复了小时候的活泼与轻松。

解读:独唱是培养良好心理素质的有效方法,这种歌唱形式往往使演唱者成为众人瞩目的焦点,可以充分展现演唱者个人的风采,他们的良好表现可以得到肯定和积极的评价,从而克服自卑、胆怯等不良情绪,获得自信,从而促进人际交往。

(于 清)

参考文献

[1] Linnemann A, Ditzen B, Strahler J, et al. Music listening as a means of stress reduction in daily life. Psychoneuroendocrinology, 2015, 60, 82 - 90.

[2] 王宪宁,林旭星.角调音乐对老年 2 型糖尿病伴失眠患者生存质量的影响[J].牡丹江医学院学报,2016,37(6):76 - 77.

[3] 张荣华.音乐疗法在偏头痛发作期应用的效果分析[J].全科护理,2012,10(3):771 - 772.